心态积极精神好

心力强大有担当

中共中央党校党建部创新工程

新时代干部心理能力建设书系

★

胡月星 主编

增强**积极**心理能量

柳传珍 / 著

SPM

南方出版传媒

广东人民出版社

· 广州 ·

图书在版编目（CIP）数据

增强积极心理能量／柳传珍著. —广州：广东人民出版社 2021.5
（新时代干部心理能力建设书系／胡月星主编）
ISBN 978-7-218-14433-7

Ⅰ. ①增… Ⅱ. ①柳… Ⅲ. ①领导人员—心理健康 Ⅳ. ①R395.6

中国版本图书馆 CIP 数据核字（2020）第 153444 号

ZENGQIANG JIJI XINLI NENGLIANG
增强积极心理能量
柳传珍　著

出 版 人：肖风华

责任编辑：卢雪华　李宜励
装帧设计：闽江文化
责任技编：吴彦斌　周星奎

出版发行：广东人民出版社
地　　址：广州市海珠区新港西路 204 号 2 号楼（邮政编码：510300）
电　　话：(020) 85716809（总编室）
传　　真：(020) 85716872
网　　址：http://www.gdpph.com
印　　刷：广东虎彩云印刷有限公司
开　　本：787 mm×1092mm　1/16
印　　张：18.375　字　数：250 千
版　　次：2021 年 5 月第 1 版
印　　次：2021 年 5 月第 1 次印刷
定　　价：58.00 元

如发现印装质量问题，影响阅读，请与出版社（020-85716849）联系调换。
售书热线：020-85716826

参与研究及支持单位

中共中央党校（国家行政学院）

中国浦东干部学院

中共国家税务总局党校（国家税务总局税务干部学院）

中共北京市委党校（北京行政学院）

中共丽江市委党校（丽江市行政学院）

中国健康管理协会

中国领导科学研究会

中国人才研究会

中国健康管理协会公职人员心理健康管理分会

残疾人事业发展研究会心理健康专业委员会

广州市干部健康管理中心

红色地标（北京）领导力研究院

西安思源学院新发展理念与领导力研究中心

总　序

　　建设高素质专业化干部队伍，不仅包括思想建设、作风建设、组织纪律建设，还应当包括心理能力建设。我们党的干部队伍，不仅要政治过硬，本领高强，还要心理健康。习近平总书记在党的十九大报告中强调，"打铁必须自身硬"，这个"自身硬"既包括信念坚定、思想领先、作风顽强，还包括心理能力素质过硬。2018年5月，中共中央办公厅印发《关于进一步激励广大干部新时代新担当新作为的意见》，其中明确要求，要"满怀热情关心关爱干部。坚持严格管理和关心信任相统一，政治上激励、工作上支持、待遇上保障、心理上关怀"，同时明确要"关注干部心理健康"。在同年召开的全国组织工作会议上，习近平总书记进一步强调，要"真情关爱干部，关注干部身心健康"。此后，中共中央组织部又专门下发《关于认真做好关心关怀干部心理健康有关工作的通知》，对做好干部心理健康有关工作提出了明确、具体的要求。这一系列举措的出台，既体现了中央对干部心理健康工作的重视，也折射了加强干部心理健康工作的重要性与紧迫性。

　　心理能力本质上就是一种心理能量，是一种面对现实、追求目标、克服困难、完善自我、积极向上的内在力量。积极心理学研究认为，乐观向上的精神状态、主动积极的工作态度、认真负责的专业精神、知难而上的信心勇气、矢志不移的奋斗追求等是组织与个人取得成就或成功的根本所在。把心理能力建设纳入到加强党的干部队伍自身建设中，对于增强党的凝聚力与战斗力，激发各级领导干部心理活力，营造风清气正良好政治生态环境，都是至关重要的。

　　鉴于此，《新时代干部心理能力建设书系》从新时代建设高素质专业化干部队伍的客观需要出发，从构建社会心理服务体系能力建设的目标要求入手，围绕如何提升领导干部心理能力这个主题，从领导干部心理健康及其维护的各个层面进行了有益探索。其目的在于进一步增进领导干部心理能力发展水平，培育健康积极的心态，为提升领导干部的领导力提供动力支持。《新时代干部心理能力建设书系》着眼于当下领导干部心理健康发展的实际需要，从心理学、领导科学、社会学乃至医疗健康等学科视角对心理健康问题进行了全面深入的解析。这套丛书特色鲜明，亮点突出，针对性强，实用度高，是对干部心理健康进行深入细致研究的系统性创新理论成果，为大家深入认识心理健康、开展自我心理调节、提高心理灵活性、增强积极心理能力等方面提供科学有效的帮助指导。本丛书的突出特点体现在以下几个方面：

　　一是贴近实际。丛书以各级干部为研究对象和服务对象，聚焦当下领导干部的心理问题，提出了具有针对性的对策建议。透过《把握心理健康的金钥匙》《增强积极心理能量》以及《变革时代的心理适应与发展》的深入阐述与精辟分析，为各级领导干部如何认识心理健康，如何积极响应时代召唤增强积极心理能量提供了许多富有价值的对策建议。

二是科学解读。心理问题既是一种表象，更有着深刻的内在原因。对于心理问题及其存在障碍的解读需要从心理发展轨迹入手，需要从领导干部承担的角色压力及其心理需要进行深入探讨。丛书中的《会减压才能从容领导》《构建和谐愉快的人际关系》《健康心态需要自我认知》都是从干部的现实需要入手，从压力缓解、人际和谐和自我认知等大家感兴趣的话题展开。这些深层次的问题，是影响干部心理健康的重要因素。

三是内容丰富。丛书注重理论研究与实践应用相结合。把《领导人格完善与心力提升》《领导养心与养生》也纳入视野，将干部普遍关心的自我人格完善、心理资本、心力与志趣、提升心理生活适应能力等现实问题进行逐一阐述，形成丰富完备的内容体系。《走出抑郁　宽松心态》和《科学化解内心的焦虑》都以大量真实案例为依托，将干部心理问题写活、说透、讲明，为干部创造一个深度共鸣、贴近需求、实用好用的阅读能量场，让干部能够开卷有益。

四是注重应用。《新时代干部心理能力建设书系》从不同侧面对领导干部心理健康进行了深入具体的阐述，提出了许多富有价值的对策建议，有的书稿在内容中间或章节末尾还增设各种心理测评问卷，帮助干部开展自测自评。这套内容丰富详尽的书系，既可以满足干部心理能力建设培训学习的实际需要，也可以作为干部自我提升的案头工具书，满足干部阅读需求。

五是聚贤增慧。《新时代干部心理能力建设书系》聚焦时代需要，着眼未来发展，凝聚集体智慧。在书稿的撰写当中，全国人大常委、中共中央党校（国家行政学院）原校务委员（副院长）陈立教授，中国管理学界泰斗、复旦大学首席教授，东方管理学派创始人苏东水先生，中国健康管理协会会长郭渝成教授，中国领导科学研究会会长冯秋婷教授，心理测量咨询专家、北京师范大学心理学教授郑日昌先生等领导和学界前辈亲自担任书系顾问，对编写工作悉心指导，热情期待，支持鼓励，为编写工作增加了智慧力量。中央党校厅局级干部培训班的许多学员对编写内容及章节体系也提出了许多宝贵的意见建议，在书系付梓出版之际，谨代表编委会对各位领导前辈、专家学者和朋友们的关心帮助表示衷心感谢！

《新时代干部心理能力建设书系》是集体智慧的结晶。书系的诞生不仅为加强领导心理服务体系建设做出了有益的探索努力，更为开展领导干部心理健康教育提供了十分难得的阅读材料，本套书系既可以为各级党校（行政学院）党政干部教育培训、企业领导人才能力提升以及社会团体开展各类心理健康咨询活动提供培训参考教材，也可以为增进领导干部身心健康提供有价值意义的指导咨询与帮助。

是为序。

胡月星

2020 年 12 月 10 日

序　言

　　新时代是奋斗者的时代。新时代有新目标、新使命，呼唤新担当、新作为。然而，党内精神懈怠、动力不足、贪图享乐等问题依然存在，与新时代的要求格格不入，这种状况与党和人民的期待相去甚远。这些问题反映到领导身上是工作消极被动，不愿担当，不想为、不会为、不敢为。其实质是干事创业的动力不足、能力低下、勇气欠缺，根源在心理能量不足，内心瘫软。如何解决党内这一突出问题，增强领导干事创业的热情、追求卓越的信心、迎接挑战的勇气？如何让领导走进自信乐观、充满希望、蓬勃向上的心灵状态？毫无疑问，加强党性教育，培育理想信念，补精神之"钙"，是行之有效的方法。与此同时，从人的本质需要出发，用积极心理学的理论与方法，研究和分析领导的内在世界，使之更深刻地洞悉人性，更真实地感受内心，学会欣赏自己，理解他人，找到内在的积极力量，增强干事创业的动力和能力，也是必不可少的路径选择。古人曾说，"内圣而外王"，只有强大自己的内心，才敢直面困难，成为生活的强者，不断向优秀和卓越迈进。

　　长期以来，心理学过分关注人的心理问题和心理疾病，以至于被冠名为"消极心理学"。人们也普遍把心理学仅作为解决心理问题的一门学科，一提到心理学，会自觉不自觉地想到各种心理疾病，如抑郁症、焦虑症、狂躁症等。很多人忘记了心理学还有一个重要的任务，就是揭示心理规律，帮助人们搭建一个功能良好的心理结构，完善人格，发现生命的意义和价值，使人的身心达到最佳状态。为此，积极心理学的创始人马丁·塞利格曼（Martin E. P. Seligman）指出："心理学不应该只研究人类的弱点和问题，而应该同时关注人类的美德和优势。"[1] 以马丁·塞利格曼为代表的心理学家们突破了第二次世界大战以来心理学在研究方向上的弊病，围绕"提高人自我创造幸福生活的能力"这一核心，将个人正向的主观感受、积极品质、积极动能、积极组织，以及它们之间的良性互动关系和实现方法作为研究重点，其目标在于寻找人内在的积极心理能量，发展和培育人的积极力量，激发人积极向上的动力，从而开启了积极心理学运动。

美国心理学家弗雷德·路桑斯（Luthans. F.）是积极心理学运动的拓荒者，他进一步将积极心理学的思想与组织人力资源开发有机结合，首次提出了"心理资本"这一概念。他通过大量的实证研究，证实心理资本是可测量、可开发的无限积极心理动能，他还创造性地提出了培养和开发心理资本，以提高组织竞争力的途径和方法。心理资本包括自我效能感、希望、乐观、韧性和抗挫力等内容，是人潜在的力量、行为的动力，是促进个体发展、提高工作绩效、收获美好人生不可或缺的积极心理能量。北京师范大学心理学院教授许燕指出："心理资本是贮藏在我们心灵深处的一股永不衰竭的力量，是实现人生

---

[1]　[美] 马丁·塞利格曼著，洪兰译：《活出最乐观的自己》，万卷出版公司 2010 年版，第 1 页。

可持续发展的原动力"①。开发与激活领导的心理资本（积极心理能量），修炼强大的内心，使领导在激烈的竞争中增强自信，在迷茫中点燃希望，在压力中找到动力，在失败中催生不屈的信念，激活生命活力，释放内在潜能，实现自我超越，以永不懈怠的精神状态诠释新担当、新作为，充分发挥"关键少数"的关键作用，是新时代党和国家事业发展的迫切需要，也是本书的写作目的。

本书共有七章：

第一章是新时代领导的自我超越之术——持续开发积极心理能量，开发心灵金矿。人的外在力量更多源自内在的积极心理能量，主要包括自我效能感（自信心）、希望、乐观、韧性和抗挫力。人越深入自己的精神世界，修炼内心，积聚能量，就越能实现由内而外的自我超越，迎来生命的"繁盛"。

第二章是领导成功的信念——自我效能感。在一定意义上，领导信心比能力更重要。一个人相信自己行，成功的可能性就很大，如果认定自己不行，就难取得成功，这就是自我效能感的威力。所以，在通往成功的路上，不能没有自我效能感。了解自我效能感的来源，找到提升自我效能感的路径和方法，才能唤醒领导内心的力量，增强对自己能力的信任，实现外在的精彩。

第三章是领导飞翔的翅膀——希望。希望是人生的方向和力量，是通往成功的目标、动因和路径。没有希望，人就会精神沮丧，情绪消沉，不思进取。领导只有满怀希望，才能在追

---

① ［美］弗雷德·路桑斯著，李超平译：《心理资本》，中国轻工业出版社 2008 年版，第 1 页。

求卓越人生的过程中战胜困难，奋力向前。领导既要加强自我修养，也要寻求组织支持，才能不断提高自己的希望，让内心永保激情，从而点燃职工的希望，为组织充电续航。

第四章是领导的心理免疫力——乐观。悲观的人说，地平线是看得到，却永远走不到的地方。乐观的人却说，地平线是启明星，它告诉我们曙光就在前边。可见，人的心态是悲观还是乐观，不是由遇到的是好事还是坏事决定，而是取决于人怎么看待这些事，即是由人的认知加工系统决定的。人的心态不仅会影响人的情绪感受，还会左右人的应对方式，最终决定人是成功还是失败。乐观心态不仅是一种主观感受，更是一种积极向上的行动倾向。所以，乐观心态也是一种真实的力量，是助力领导走向成功的燃料。领导要有意识地察觉内在的消极感受，了解消极心态的来源，转变对事物的解释风格，才能掌握调整心态的方法，远离悲观，活出乐观的自己。

第五章是领导的持续战斗力——韧性。韧性是个体应对压力、挫折、创伤等消极生活事件的能力或特质。在心理学上，韧性（意志）与认知、情感（情绪）的协调发展是衡量人心智健全、人格完善的标志。韧性作为心理资本的重要内容，是领导跳出舒适区，挡住诱惑，战胜拖延，持续奋斗的重要心理资源。领导要充分认识韧性的价值，在实践中自觉学习，有意识增加韧性资产，锤炼自己的心理韧性，才能在前进的道路上目标坚定、意志顽强、迎难而上，书写奋斗传奇。

第六章是领导的逆境成长能力——抗挫力。抗挫力是个体遭受挫折情境打击和压迫时，努力摆脱和排除困境，保持心理和行为正常的能力。俗话说："烈火见真金，逆境出英雄。"饱受挫折和失败打击的领导，只有借助更高的价值追求，才能积聚积极心理能量，直击风雨，不怕火炼，经受住考验。所以，增强抗挫力是领导必不可少的人生修炼。本章详细描述了一系列储蓄抗挫力的自我修炼方法，如"接纳挫折""识别和运用自己的优势""建立良好的关系""增强使命感和责任感"等，为领导自我修炼提供参考。

第七章是增强领导积极心理能量，改写人生轨迹。幸福是人生的终极目标。积极心理学认为，幸福并非只是快乐的情绪，还包括身心的和谐状态、潜能的有效发掘、人生的蓬勃绽放。领导如何才能找到幸福之道，只有内求于心，降低对身外之物的执着，重新定义生命的意义，重拾真诚而坦然的内心，让内在的积极心理能量自然外溢，温暖他人，激励自己，最终成为优秀的领导者。

本书的与众不同之处，是运用心理学理论对领导的心灵世界和内在动力问题进行探索，既通俗易懂，又不失科学专业。本书透过纷呈复杂的领导行为表现，揭示其深层的心理原因，既直面问题，又提供解决问题的有效方法。本书用大量的案例，展现了积极心理能量的威力和修炼的方法，既引人入胜，又简便易学。本书还借用大量经典心理实验，破译领导积极心理能量欠缺的密码，既生动直观，又增强了可信度。总之，本书是帮助领导认识自己、改变自己、提升自己，遇见更好的自己的一本实用指南，相信领导"开卷"定会"有益"。

柳传珍

2020 年 11 月于丽江

目　　录

第一章

新时代领导的自我超越之术
——持续开发积极心理能量

　　心中有善才会行善，心中有爱方可爱人。加满油的汽车，才会动力十足，到达远方。只有增强积极心理能量，厚植心理资本，点亮自己的内心，领导才会燃起干事创业的激情，挺起精神脊梁，以奋斗诠释新担当、新作为，勇做新时代的奋斗者、开拓者、贡献者。

　　"心理能量"一词最早是由精神分析学派的创始人弗洛伊德（Sigmund Freud）提出来的，他认为心理能量就是人的生命力，是人的本能力量，如欲望、情感、意志、注意等。认知心理学派将心理能量等同于心理资源，认为心理能量是人在实现目标过程中能排除干扰，集中注意思考问题和解决问题的能力。学者刘立新认为，心理能量是"个体所拥有的维持其社会适应性的生命活力。这种生命活力是个体通过身心整合、内外整合后所获得的一种基本的社会生存能力"[1]。

　　总之，心理能量是通过影响人的心理活动，从而影响和驱动人的内在动机和外在行为的动力来源。心理能量包括心理正能量和心理负能量。

　　英国心理学家理查德·怀斯曼（Richard Wiseman），为了更好地区分正\负两种心理能量，在《正能量》一书中"把正能量解释为一切予人向上和希望、促使人不断追求、让生活变得圆满幸福的动力和感情"[2]。

　　美国心理学家弗雷德·路桑斯（Luthans. F.）教授，是工作场所积极性研究的拓荒者，专门致力于组织如何开发人的积

---

　　① 刘立新：《个体心理能量结构及其与心理健康关系的理论探讨》，《北京教育（高教）》2018 年第 4 期，第 76 页。
　　② 董明牛：《微博对大学生心理能量的正向功能及引导探究》，《湖北经济学院学报（人文社会科学版）》2015 年第 9 期，第 137 页。

极心理能量，以"获得可持续的竞争优势"① 这一问题进行研究，并取得了丰硕的成果。他将人内在、向上的动力来源称为"心理资本"。他指出："心理资本是个体在成长和发展过程中表现出来的一种积极心理状态，具体表现为：（1）在面对充满挑战性的工作时，有信心（自我效能）并能付出必要的努力来获得成功；（2）对现在与未来的成功有积极的归因（乐观）；（3）对目标锲而不舍，为取得成功在必要时能调整实现目标的途径（希望）；（4）在身处逆境和被问题困扰时，能够持之以恒，迅速复原并超越（韧性），以取得成功。"② 可见，弗雷德·路桑斯（Luthans. F.）提出的"心理资本"就是个体积极向上、追求成功与幸福的动力来源，是人的积极心理能量③。

如何才能有效增强心理能量？

一、增强自我效能感

人的心理和行为是由什么决定的？这一心理学的基本问题，是心理学家无法回避的问题。不同的心理学家分别从不同的角度对此问题进行了回答。如精神分析学家弗洛伊德（Sigmund Freud）主张人的本能决定论；行为主义学者约翰·华生（John B. Watson）、斯金纳 B. F. 斯金纳（Burrhus Fredric

---

① ［美］弗雷德·路桑斯著，李超平译：《心理资本》，中国轻工业出版社 2008 年版，序言。

② ［美］弗雷德·路桑斯著，李超平译：《心理资本》，中国轻工业出版社 2008 年版，第 1 页。

③ 本书中的"心理资本"与"积极心理能量"同义。

Skinner）等认为是环境决定的；社会认知理论代表阿尔伯特·班杜拉（Albert Bandura）对主体性内部因素在决定人的心理和行为中的作用进行深入研究，提出了"三元交互决定论"。

阿尔伯特·班杜拉（Albert Bandura）研究的主体性内部因素，主要是指人的能动性、意向性，是人的自我认识、自我体验、自我调节的综合反应现象。

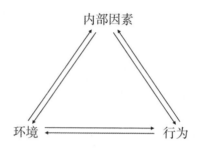

图 1-1　三元交互决定论模型①

阿尔伯特·班杜拉（Albert Bandura）在对主体性内部因素进行深入研究中，提出了"自我效能"概念，即"人们发动完成任务要求所需行动的过程、动机和认知资源的能力的信念"②。

可见，自我效能感是一个人对自己是否有能力完成某项任务所进行的推测和判断，是对自我能力的反思和主观评价，也是一种自我信念。领导的自我效能感不仅影响领导的心理感受，还会影响领导的自信程度，更重要的是，决定领导是否会采取行动，以及行动的方式，也直接决定领导行动的效果。因

---

① 朱仲敏：《青少年心理资本：可持续开发的心理资源》，学林出版社2016年版，第22页。

② Maddux, j. E. *Self – Ef ficacy, Adaptation, and Adjustment: Theory, Research, and Application*, New York: Plenum Press. 1995, p. 7.

为"自我效能在个体心理机能和潜能发挥中起决定作用。人们对自己能做什么的认知评价以及在此基础上形成的能力信念要比人们实际所拥有的技能或先前所取得的成就更为重要"①。因为人都是理性人，都不会做无用功。人在行动前都会对行动后果进行预测，人们只有在坚信努力能满足自己的需要，或排除不想要的结果时，才会产生行为的动机。领导也不例外。

同时，领导也需要提升管理自我效能感。管理自我效能感是领导对自己行使管理行为能取得成功的信念，以及实现管理目标所需能力的自信心。因为领导常常要面对各种挑战性的工作，只有领导相信自己拥有面对挑战的能力，同时坚信通过管理活动能实现管理目标，才能调动领导主体性内部资源，充分发挥其主观能动性，并采取积极行动予以应对。所以，领导"管理自我效能如何，将会影响到对个体行为和环境选择、目标设置和完成任务的动机水平、思维模式和情感反应模式，因此，它不仅是工作绩效的可靠指标，也是管理工作中相关活动的重要影响因素"②。

美国通用电气公司首席执行官杰克·韦尔奇（Jack Welch）说过："所有的管理都是围绕'自信'（自我效能感）来展开的。"③

---

① 郭本禹、姜飞月：《自我效能感理论及其应用》，上海教育出版社2008 年版，第 38 页。

② 郭本禹、姜飞月：《自我效能感理论及其应用》，上海教育出版社2008 年版，第 50 页。

③ 李名国：《心理资本创造绩效》，中华工商联合出版社 2014 年版，第857 页。

二、点燃希望

每个人都熟知"希望"一词，字典中的"希望"是指心中最真切的幻想、盼望、期望、愿望。作为积极心理能量的关键成分之一，"希望"的内涵是什么？美国堪萨斯大学临床心理学教授里克·斯奈德（Rick Snyder）认为："在成功的动因（指向目标的能量水平）与路径（实现目标的计划）交叉所产生体验的基础上，所形成的一种积极的动机状态。"可见，二者是有区别的。前者是心理的期盼，只是一个想要的目标，一种主观愿望。如果没有行动，这种希望就有可能成为泡影。而后者比前者更进一步，"反映出个体启动并沿着路径不断开拓进取的心理能量，以及对这种能量的感知与信念"[①]，是积极而有力的希望，不仅有目标、有如何实现目标的路径规划，而且形成了实现目标的内在动力，已经进入蓄势待发的起飞状态，是被点燃的希望，也是会开花结果的希望。

当一个人心中点燃积极希望的时候，首先，意味着心中已有明确的目标。其次，下定决心要实现目标。不管遇到怎样的挫折和困难，决不放弃，会积极调动各种资源，维持希望水平，增强动能。再次，即使首选路径走不通，无法实现目标时，也会积极探索新路径，去实现目标。可见，希望是实现目标的力量源泉。

---

① 陈燕飞、苗元江、王青华：《积极心理学视野下的希望研究》，《赣南师范学院学报》2010 年第 2 期，第 96 页。

哲学家康德说，"希望既是实践的又是理论的"，或者可以说，希望既是心中的，也是现实的。无论是个人的抑或是社会的美好生活都是在希望中诞生，在希望中展开，在希望中实现的。试想，如果老一辈革命家心中没有实现民族独立、人民解放的希望，就不会有排除万难、不惜牺牲的坚强决心；不会有城市革命不成功，转移到农村，东南不成功，不惜万里长征转战西北的积极探索；也不会有"砍头不要紧，只要主义真，杀了夏明翰，自有后来人"的不屈信念。

弗雷德·路桑斯和另一位心理学家 Youssef 通过大量研究发现："组织领导者的希望水平与他所在的部门的盈利能力、员工满意度、幸福感、组织承诺和留职率之间有着正向关系。"①

领导是组织目标的引领者，是通往目标路径的规划者，是实现目标所需资源的整合者，也是员工为实现目标努力工作的鼓劲者，是组织实现腾飞的关键引擎，所以，领导的希望对组织发展至关重要。

作为领导，只有更深入地理解希望，掌握提高希望水平的方法和路径，增加自我希望能量，深切关怀人民心中的希望，才会找到明确的目标、科学的路径、有效的资源和实现目标的能量和决心，成为充满希望的领导者。

三、永怀乐观

随着物质财富的增加，悲观却在盛行。而悲观是导致抑郁

---

① ［美］弗雷德·路桑斯著，李超平译：《心理资本》，中国轻工业出版社 2008 年版，第 62 页。

症的罪魁祸首。如今，人们饱受抑郁、焦虑等心理疾病之苦，渴望找到一条远离悲观的正确道路。自第二次世界大战以来，心理学家们用尽"洪荒之力"，竭尽全力深入研究各种心理疾病的产生机理及治愈之道，发现了众多解决心理疾病的有效办法，但还是无法阻止心魔在世间的肆虐，心理疾病仍在流行。专家指出："现在严重抑郁症的人数比50年前增多了10倍，女性患病率是男性的两倍，而且发病期比上一代人提早了10年。"① 2017年4月7日，国家卫生计生委就我国心理健康工作有关情况举行新闻发布会公布：我国抑郁障碍患病率3.59%，30岁左右成多发人群。焦虑障碍患病率达4.98%。②

美国宾夕法尼亚大学心理学教授、前美国心理协会主席马丁·塞利格曼（Martin E. P. Seligman），深刻洞悉这一时代所需和当代心理学发展的弊病，指出"心理学不应该只研究人类的弱点和问题，而应该同时关注人类的美德和优势"③。他潜心致力于乐观研究。他认为，乐观是对抗悲观的最好良药，是提高心理免疫力的关键因素，乐观更是一种状态类心理特征，是可开发、可培育的积极心理能量，从而开启了积极心理学运动。

乐观是什么？谁都知道，但又都说不清。正如弗雷德·路桑斯（Luthans. F.）在《心理资本》一书中所说："乐观是人

---

① ［美］马丁·塞利格曼著，洪兰译：《活出最乐观的自己》，万卷出版公司2010年版，第11页。

② 《国家卫生计生委公告》，中国网2017年4月7日。

③ ［美］马丁·塞利格曼著，洪兰译：《活出最乐观的自己》，万卷出版公司2010年版，第1页。

们谈论最多，但却理解最少的一项心理优势。"① 不同的人对乐观的理解各有不同。

拜伦说："悲观的人虽生犹死，乐观的人永生不老。"达尔文说："乐观是希望的明灯，它指引着你从危险峡谷中步向坦途，使你得到新的生命、新的希望，支持着你的理想永不泯灭。"2014 年，比尔·盖茨（Bill Gates）夫妇在斯坦福大学毕业典礼上演讲："乐观并不是一种未来会变好的被动期待，而是一种信念，相信我们能用自己的双手让未来变得更美好。"

马丁·塞利格曼（Martin E. P. Seligman）认为，作为心理资本的乐观不是一种性格，而是一种习惯，是人们头脑中自动浮现的对事件的解释风格。他还在美国心理学家阿尔伯特·埃利斯（Albert Ellis）情绪 ABC 理论（激发事件 A，只是引发情绪和行为后果 C 的间接原因，而引起 C 的直接原因则是个体对激发事件 A 的认知和评价而产生的信念 B）的基础上创建了一种"乐观人生 ABCDE"系统训练方法。他认为每个人只要不断反驳自己头脑中不合理的想法，并反复训练，让头脑中的想法更客观，就能有效摆脱"无助感"，变得乐观。

消极时代的领导需要学习乐观、培养乐观，消极时代需要乐观的领导。

乐观是领导必备的内在素质。乐观的领导更快乐、更健康；乐观的领导有亲和力，也更受欢迎；乐观的领导工作效率高，善于鼓舞士气；乐观的领导对未来充满信心，在挫折面前容易迅速崛起；乐观的领导更容易在竞争中取胜。

---

① ［美］弗雷德·路桑斯著，李超平译：《心理资本》，中国轻工业出版社 2008 年版，第 79 页。

四、增强韧性

人们通常把心理韧性称为意志、毅力、恒心等，包括坚持性、自律性，这是一个人成长进步、成就事业不可或缺的心理品质。

在现实生活中，有些人智力超群，也希望成为出类拔萃的人，但做任何事情都只有三分钟的热情，难以坚持，最后只能在抱怨和哀叹声中过一生；有些人智力一般，但却干一行爱一行，潜心钻研，不断努力，最后成了某个行业的优秀人才；有些人接受任务时自信满满，决心也很大，一遇到困难就放弃；有些人对自己的工作做了周密的规划，却常常因朋友邀约而中断实施，把时间都浪费在娱乐消遣上；有些人明知努力才会有收获，但又拿不出实际的行动，既不愿下苦功夫，又舍不得付出精力和时间……这都与一个人有没有韧性，或韧性强弱有关。

在某些时候，毅力比智力更重要。世界上成功的人不一定是智力超群的天才，许多智力平平而意志力顽强的人，常常能为社会做出卓越贡献。

作为心理资本的重要内容，"心理韧性是一种决定人如何有效应对各种情境下的挑战、应激源和压力的人格特质"①。

道格·斯特里查吉克（Doug strycharczyk）等认为："心理

---

① ［英］道格·斯特里查吉克、彼得·克劳夫著，周义斌、蒋苾菁、陈霖婷译：《心理韧性》，北京理工大学出版社2017年版，第2页。

韧性包含四个主要成分：挑战（Challenge），将挑战看成一种机会；自信（Confidence），拥有超强的自我信任感；承诺（Commitment），能够专注于完成任务（承担责任）；控制（Control），相信自己能够掌控命运。"①

可见，心理韧性包含着丰富的内涵：一是控制自己行为的坚持力；二是抵御诱惑的自律力；三是延迟满足的忍耐力；四是排除干扰的专注力等。

任何人的成功都不是一蹴而就的，都需要长时间的努力，日积月累才能实现。领导干部的成长尤其是一个漫长的过程。"国家培养一个厅局级以上的官员至少需要 30 年左右的时间，抛开个人奋斗方面的人力、物力、财力成本，这期间党组织付出的政治成本和风险成本是根本无法统计的。"② 在这个漫长的过程中，倘若领导干部不能做到坚持不懈地努力学习，在成功与失败的实践中磨炼自己，那么不仅不能实现自己的理想与抱负，还会使国家为此付出的人力、物力、财力成为一种浪费。没有韧性的领导，难有作为。

常言道："宝剑锋从磨砺出，梅花香自苦寒来。"世界上的伟大人物，之所以做出惊天动地的伟业，是因为自己不断努力，积善成德，求知成才，无论遇到怎样的困难与挫折，都决不放弃。

长篇巨著《资本论》耗费了卡尔·马克思（Kar Heinrich Marx）40 多年的时间，凝聚着马克思的全部心血和智慧，是马

---

① ［英］道格·斯特里查吉克、彼得·克劳夫著，周义斌、蒋苾菁、陈霖婷译：《心理韧性》，北京理工大学出版社 2017 年版，第 2 页。

② 李岚：《请领导干部常算算"培养成本账"》，《陕西日报》2017 年 2 月 14 日，第 15 版。

克思光辉灿烂的科学巨著，它有力地揭示了资本主义社会发展的规律，是马克思献给全世界无产阶级的最重要的科学文献。为了写《资本论》，马克思在伦敦博物馆阅读过的书籍就有1500多种，他所摘抄的内容和整理的笔记多达100余本。还有人对《列宁全集》引文进行统计，从中可以看出列宁（Lenin）读过的书多达1.6万种。

如果领导没有坚持性，就无法长期坚持学习，在工作中不可能精益求精，只能是浅尝辄止，半途而废。习近平总书记强调："要真正做到一张好的蓝图一干到底，切实干出成效来。我们要有钉钉子的精神，钉钉子往往不是一锤子就能钉好的，而是要一锤一锤接着敲，直到把钉子钉实钉牢，钉牢一颗再钉下一颗，不断钉下去，必然大有成效。"① 这是习近平总书记对领导"韧性"形象而生动的阐释，也是对领导增强心理韧性的具体要求。领导没有坚持到底的精神，能力不会持续提高，工作也难坚持推进，只会成为可悲的幻想家，终将一事无成，贻误发展时机。

如果没有自律性，领导就克服不了自己人性中的弱点，难以做到用纪律规矩严格要求自己。在做决策、上项目时可能会被各种非理性想法和情绪左右；管不住自己的欲望，抵御不住外界的诱惑，走入错误的深渊；也会克服不了自己的惰性，拿不出实际行动。

据说康熙皇帝一生严格要求自己，为治国、平天下而呕心沥血。并在其家训《庭训格言》中，着重谈及自律的

---

① 《习近平谈治国理政》，外文出版社2014年版，第400页。

品格。要求皇子皇孙们要"节饮食，慎起居"，不可"贪睡""贪食"，更不可"沉湎于酒席中"。雍正皇帝承袭了康熙皇帝勤政、自律精神，起早贪黑，批阅奏折。正是几代皇帝不懈努力，才开启了康乾盛世的繁荣景象，让百姓安居乐业，国家强盛。

作为领导，工作充满挑战和竞争，需要强大的心理韧性。而人的心理韧性从何而来？相关脑科学研究表明，心理韧性既是特质类的个体特征，与先天遗传有较大的相关性。有些人天生坚韧，具备永不言败的个性品质。而有些人却缺乏韧性，天生意志力薄弱，做事没有恒心，遇到困难就放弃。

与此同时，大量的研究表明，心理韧性也是状态类的个体特质，是可以通过开发、训练而增强的。如美国心理学家弗雷德·路桑斯，英国学者道格·斯特里查吉克、彼得·克劳夫（Peter Clough）等都为此进行了卓有成效的实证研究，用大量数据证明了这个结论。

弗雷德·路桑斯（Luthans. F.）认为，有三个因素是推动或阻碍个体心理韧性形成和提高的关键，即韧性资产、危害因素、价值观和信念。

一是韧性资产。包括智力水平、自我认知、情绪的稳定性、人际关系、自主性、自尊心、掌控感、自利或利他的品德等。

二是危害因素。包括心理压力大小（太大或太小都不利于心理韧性的形成和提高）、心理倦怠、不良的健康状态、低教育水平、失业等生活受挫（有效利用也可成为成长动力）等。

三是价值观和信念。价值观和信念系统对人的认知、情绪和行为具有引领作用，它既能改造现实中不完美的"自我"，也能塑造未来更好的"自我"。所以价值观和信念是增强心理韧性的根本动力。当领导个人的价值观和信念与组织的需要协调一致时，就能牢固树立持续学习的理念，提高自己，以适应不断变化的环境需要。与此同时，还能为组织的发展承担责任，为员工创造培训机会，增强团体心理韧性，提高组织的持续竞争力。

弗雷德·路桑斯（Luthans. F.）还通过大量的实证研究，证实了通过增强个体韧性资产、培育正确的价值观和信念、降低危害因素等路径和方法，就能有效增强个体的心理韧性。

五、提升抗挫力

挫折是人的需要、动机未能满足时产生的应激心理状态及其行为表现。受挫或失败，要么是人的需求未能得到满足，要么是自尊心受损、荣誉和地位动摇，要么是期待的目标没有实现，要么是自己的切身利益遭受损失，要么是失去自由、健康或至爱亲人，等等。

而抗挫力，也叫挫折商或逆商（Adversity Quotient），是指人们在面对挫折等不顺境遇时的应对智力和应对能力。

抗挫力的内涵包括：一是受挫后的心理恢复能力，即心理弹性；二是能把压力变动力的逆境成长能力；三是超越平凡的意志力。所以，抗挫力不仅是创伤后的心理复原，被动地逆来顺受，在忍受痛苦中勉强生存，更是在逆境中成长，在挫折中磨砺自己，用超凡的意志力，在困难中主动学习，应对挫折的能力。

　　管理学上常常提到"鲶鱼效应"。说的是挪威人喜欢吃鲜活的沙丁鱼，而且活鱼的价格要比死鱼高许多。所以，出海捕捞的渔民想尽办法让沙丁鱼活着回到渔港，但绝大部分沙丁鱼还是在中途因窒息而死亡。只有一条渔船例外，每次回到港口，大部分的沙丁鱼都还活着。可船长严守着秘密，直到船长去世，谜底才被揭开。原来是船长在装满沙丁鱼的鱼槽里放进了一条以小鱼为主要食物的鲶鱼。沙丁鱼为了躲避鲶鱼的吞食，四处躲避，加速游动。这样沙丁鱼在运输过程中就不会缺氧而存活了下来。所以绝大部分沙丁鱼都活蹦乱跳地回到了港口。

在生物世界，许多动物都有在压力环境下，主动改变行为，提高本领，以求生存的本能。如幼小的秃鹰总是在掉落悬崖的那一刻学会了飞翔。温水煮青蛙更容易让其失去警觉而亡，但把青蛙放入滚烫开水里，青蛙反而会奋力逃离。人与动物一样，都有本能的自我保护机制。我们每个人都具备将压力变动力的逆境成长能力。

美国心理学家威廉·麦独孤（Mc Dougall. William）指出："人在受到挫折后产生的任何反应都是其本能体现。"①

的确，人在受挫后会产生一系列本能的连锁反应，以应对

① 姜越：《抗挫力：快步走出人生泥淖》，中央编译出版社 2013 年版，第 15 页。

压力和挫折。

压力或失败—挫折感受—认知理解—调整情绪—行为控制。

现实生活中发生的负性事件，都会让人感觉不良，产生挫折感。当挫折感产生后，人会自动启动认知系统，进行自我观察和自我评估，调动以往的知识、经验对负性事件进行解读，评估其影响大小，对自己有无控制力进行预测。不同的人由于对挫折的解读不一样，对自我控制力的评估也不一样，所以，抗挫行为也不尽相同。

当个人认为负性事件破坏性大，而且相信自己的控制力弱时，就会产生心理紧张，引发消极情绪，增强受挫感，行为就会失控。而相信自己抗挫力强的人，心理同样会有紧张感，但能很快启动应急系统，充分激活认知、社会支持等各种资源，调动积极情绪，改变方法路径，调整期望目标，积极行动，最终战胜压力和挫折，得到意想不到的收获。

肖恩·埃科尔（Shawn Achor）说："危机或逆境后的每个心理地图都有三条心理路径：一条路径围绕着你现在的位置打转（即消极事件没有产生任何变化，你在开始的地方结束）；另一条路径把你引向更消极的结果（即在消极事件之后你变得更糟，这条路径是我们害怕冲突和挑战的原因）；还有一条路径，我们称之为第三条路，可以使我们在经历失败或挫折后更强大、更能干。"[1]

第一条和第二条路径是绝大多数人熟知的，在遇到挫折和

---

[1] ［美］肖恩·埃科尔著，师冬平译：《快乐竞争力》，中国人民大学出版社 2012 年版，第 98 页。

失败时，有些人惊慌失措，被动忍受；有些人唉声叹气，抱怨命运不公；有些人再无信心而放弃努力；甚至有些人彻底绝望，自我毁灭。而第三条是最有效的路径，很多人却找不到，或者根本不相信它存在。只有内心坚强，抗挫折、抗打击能力强的人才坚定地相信这条路径的真实存在，并持之以恒地寻找，直到最后取得成功。

不经历风雨，怎能见彩虹。香港著名企业家李嘉诚也说过："一个人只有面对和忍受逆境的痛苦，个人成功的机会才会表现出来。"

杰出的领导之所以能成就伟业，除了拥有明知不可为而为之的勇气，为自己和团队设定常人不敢想的目标，同时还要具备在挫折面前不低头，即使被失败打倒，还会爬起来，继续努力去实现目标的心理弹性。所以，强大的抗挫力是领导成长的必不可少的心理资源，是优秀领导内心强大的必需心理资本。

在红军长征途中，遭到国民党反动派的围追堵截，队伍损失惨重。遵义会议前夕，中央红军和中央机关人员由长征出发时的 8 万多人锐减到 3 万多人，前有重兵堵截，后有大军围追，整个队伍陷入被动挨打、全军覆没的危急时刻。在遵义会议上，重新恢复了领导地位的毛泽东，并没有放弃目标，以坚强的韧性，带领红军队伍，迂回穿插于国民党重兵之间，通过四渡赤水、兵临贵阳、巧渡金沙江、飞夺泸定桥等运动战役，摆脱了敌人的"围剿"，带领红军成功北上，最终到达陕北。

无数优秀领导应对困境的方式告诉我们，我们可以从痛苦中汲取积极的力量，从困境中学习超越的本领，这样，强大的心灵就会无所阻碍。

在充满挑战、压力和转型的当今时代，每个人的发展都不会一帆风顺。尤其是领导，承担着个人成长和组织发展的双重任务，随时都会遭受挫折和失败。所以，领导仅有智商、情商是不够的，还需要不断增强抗挫力，提升挫折商。

新时代的领导者，要做开放型的领导者，不断提高自我意识，加强与员工的沟通，欢迎员工指出自己的弱点和不足，减少盲目自信而潜藏的危险，增强抗挫能力；要做变革型的领导者，避免僵化而专断的领导风格，真诚听取下属的意见，集思广益，集聚抗挫资源，努力开发组织协同抗挫力，在挫折和逆境中激发组织再生力和应变张力，不断改变方法，调整目标，找到新的路径，以适应这变幻不定、突发事件频繁的新常态，在困难和挫折中勇敢前行。

总之，弗雷德·路桑斯认为自我效能感、希望、乐观、韧性、抗挫力等心理资本，是超越人力资本和社会资本的一种核心心理资源。他通过研究证明，这些心理资本是每个人心中都潜藏着的一股取之不尽的积极心理能量，是组织可测量、可开发，并进行有效管理的核心资源，是促进个体成长、提高工作绩效、提升组织持续竞争力不可或缺的资本。所以，弗雷德·路桑斯认为每个人的发展都有无限可能，每个人都可以成为更好的自己，获得成功。他通过研究，为我们提供了有效开发心理资本的途径和方法。

现代管理学之父彼得·德鲁克（Peter F. Drucker）说过："有伟大成就的人，向来善于自我管理。"纵观古今中外做出杰出成就的人，他们的共同点，就是不仅善于管理自己的时间和自己的行为，更善于自我激励，管理好自己内在的心理资源，充分开发心理资源，提升积极心理品质，持续增加正能量，强大自己的内心，在困难面前不放弃，在挫折面前不言败，战胜自己，实现自我超越。

新时代，领导如何才能更好地应对各种压力和繁杂的任务，不断激发内在潜能，激活生命的积极心理能量，持续成长，实现自我超越，走进活力无限的积极心理状态，成为杰出的领导？最好"加入到我们中来，一起去更好地理解与应用心理资本（积极心理能量），让我们自身的发展，组织的领导以及人力资源的管理变得更加有效，以共同应对明天的挑战"①。

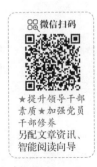

---

①　［美］弗雷德·路桑斯著，李超平译：《心理资本》，中国轻工业出版社 2008 年版，序言。

第二章

领导成功的信念
——自我效能感

作为领导，我们常常害怕高难度的任务，不敢接受挑战性的工作，不愿面对尖锐的矛盾，恐惧压力、变革与不确定。如何才能唤醒内心的力量，增强对自己能力的信任，提升工作中的掌控感，让我们坦然与困难挫折共舞？

答案是：了解自我效能感，增强领导自我效能感。

一、领导缺失自我效能感的表现及其背后的心理真相

领导自我效能感"是指管理者对自己能否利用所拥有的能力或技能去完成管理任务的自信程度的评价"[①]。可见，领导自我效能感是领导对自己能力的一种主观判断和完成具体管理任务的自信程度，包括判断自己是否拥有为组织设定目标、引领下属成长和激励下属努力工作的领导能力判断，与下属一起面对变革的信心等。

尽管领导自我效能感并不等同于领导的实际能力和管理技术，但它却是领导从主观判断到实际行为的中介变量，深刻影响着领导的工作（如把控方向、计划决策、任务分配、沟通协调、激励下属、团队建设）绩效、工作满意度、工作倦怠感等，进而促进或阻碍领导实际管理能力的发挥，最终决定组织的发展。

例如，在挑战或艰难任务面前，自我效能感低的领导信心

---

① 陆昌勤、方俐洛等：《管理者的管理自我效能感》，《心理学动态》2001 年第 2 期，第 179 页。

不足，认为自己无法应对，常常会放弃努力。而自我效能感高的领导却信心百倍，认为自己一定能完成任务，会想方设法去完成任务。二者即使能力相差不大，但工作效果往往会相去甚远。

就如同爬山，如果一个人对自己的体能信心不足，他就只会给自己设定一个较低的目标，直接不去爬或爬到半山，那么，他到达山顶的可能性是非常小的。如果要求他必须爬到山顶，我们可以预测，他在整个过程中会感觉很痛苦，还会找种种理由和借口不去完成这个任务。若对自己有充分的信心，相信只要坚持，一定能到达山顶的人，即使体能不太好，但他会不断激励自己，克服一切困难，他到达山顶的可能性就比前者大得多，而且整个过程感觉也会很愉悦，在战胜困难中找到成就感。

有时候，人的精神力量是不可估量的。一个人相信自己行，成功的可能性就很大；如果认定自己不行，就会放弃努力，也一定不会取得成功，这就是自我效能感的巨大威力。

（一）领导自我效能感缺乏的外在表现

领导缺乏自我效能感，或者自我效能感低，会出现以下种种表现：

1. 墨守成规，退缩不前

领导缺乏自我效能感，常常会低估自己的工作能力，从而影响工作成效。如工作方法上拘泥于传统的思维方式，谨小慎微，不敢创新。喜欢拿自己以前的经验为参照，思想僵化，不敢尝试新办法，墨守成规。在情绪体验上，当新情况、新问题出现，老办法不管用、新办法又不会用时，就会焦虑不安、不知所措。在目标设置上，对自己要求很低，不求有功，但求无过，碌碌无为占位子、浑浑噩噩过日子。在行为选择上，拈轻怕重，抱着多一事不如少一事的思想，安于现状，无所作为，没有坚持到底的恒心，缺乏激情，遇到困难就退缩不前。

2. 工作被动，害怕变革

领导缺乏自我效能感，会过分夸大自身的不足，看不到自己身上的优势。工作被动，不会主动解决工作中的矛盾和问题，能推就推，能拖就拖，只图个人安逸，力求工作轻松，从而限制了自身潜能的发挥。坚信努力没有用，不愿付出，因而放弃学习，放松能力的提升。自我怀疑，害怕变革，往往不愿接受不同岗位的历练，放弃跨界锻炼的机会。当不得不接受挑战性工作时，自我效能感低的领导眼中只有威胁，看不到其中的机遇，容易坐失良机。常常是工作还没做，就预期自己无法完成任务，畏难情绪也开始滋生蔓延。容易把注意力集中在不利条件的分析和可能的失败想象上，想尽办法减少失误，而不是设法去整合资源，完成任务。"自我效能感高的管理者会关注值得去追求的机会，而自我效能水平低的人则停留在如何避免危险上。"[①]

3. 逃避困难，不敢担当

自我效能感低的领导，会降低自己对环境控制力的自我判断，认为社会矛盾的发展是客观的，自己无力改变，更无法阻止。所以在工作中以明哲保身为根本，缩手缩脚，求稳怕变，回避矛盾，缺乏担当，不敢碰硬。看到问题，睁只眼闭只眼，

---

① 郭本禹、姜飞月：《自我效能感理论及其应用》，上海教育出版社2008年版，第283页。

能拖则拖，任其发展，让问题和矛盾积聚，最终损害了人民的利益，降低了党和政府的形象。

"瓮安万人群体事件"的背后：

一起普通的刑事案件却演变成万人聚集的群体性事件，贵州省委副书记王富玉、副省长黄康生在瓮安县与当地干部座谈时分析说，瓮安"6·28"事件，暴露出长期积聚的矛盾。诸如水库移民搬迁、城镇改造拆迁、煤炭和磷矿纠纷、国企改制等种种复杂矛盾交织在一起，一些部门在化解过程中，办法不多，有些矛盾久拖不决，群众利益诉求难以得到及时、满意的答复，矛盾集中爆发。瓮安县委组织部部长莫涛说，有些干部在工作中不敢碰硬，怕得罪人，不敢面对群众，对群众的冷暖关心不够，甚至存在执法不严、情大于法、以情代法的现象。①

4. 归因错位，丧失动力

领导自我效能感高低还会影响对成败得失的归因。"通过研究发现，一个人的自我效能感越高，在遭受失败的时候就会越先从自己身上找问题，认为是个人的努力不够致使失败，反之，则往往将问题都归结于外部因素带来的影响。"② 所以，自我效能感高的领导会更加努力想办法，选择投入更多的时间和精力，聚焦问题，总结经验，努力寻找解决之道。而自我效能

① 《贵州瓮安事件暴露当地长期积累的矛盾》，网易新闻 2008 年 7 月 4 日。

② 余丹：《W 公司项目经理领导自我效能感提升研究》，哈尔滨工业大学 2015 年，第 5 页。

感低的领导则会怨天尤人，或者找借口，设法为自己辩护，或者被动等待情况好转，放弃行动，丧失工作动力。可见，领导归因不同，对行为的选择和坚持也不一样。

（二）领导自我效能感缺失的心理真相

1. 缺乏工作动机

阿尔伯特·班杜拉在动机理论中指出，人的行为是由于认识到行为与强化期待（结果期待和效能期待）之间的依赖关系而产生的。结果期待是指个体对自己某种行为会导致某一期待结果的推测。效能期待则是指个体对自己能否实施某种行为，并能得到想要结果的能力的判断，即对自己有效行为的主观推测。当个体确信自己的能力能够完成某项活动时，就会产生高自我效能感，并会实际驱动这种行为。通常情况下，如果一个人的效能期待低，认为自己的能力无法完成某项任务，即使他认为完成该项任务很有价值，他也不会有行为的动力。可见，效能期待会影响一个人的工作动机水平。现实生活中，有些领导也有较高的结果期待，如崇高的政治理想，希望通过努力工作，解决社会矛盾，推动经济发展，为党分忧，为民奉献，实现自我发展。但效能期待低，缺乏自我效能感，不相信自己的能力，认为努力也无法实现组织的目标、达成个人的愿望，就会降低工作动机水平，"放弃努力，采取低劣的问题解决办法来应付差事，甚至完全放弃"[1]，如安于现状、墨守成规、回避矛盾等。

---

[1] 郭本禹、姜飞月：《自我效能感理论及其应用》，上海教育出版社2008年版，第283页。

2. 掌控感丧失

掌控感是一个人对环境、对自己的前途有控制权的主观判断，是行动的最大驱力。"菲得勒权变领导理论认为领导者的自我效能感集中表现在对情境的控制力上。"① 自我效能感高的领导，具有较强的掌控感，认为自己是工作和命运的主人，对工作方法、工作成效都负有责任。在遇到挫折和困难的时候，相信积极介入、主动作为，就会有好的效果，因而会努力想尽办法解决困难和问题。而缺乏自我效能感的领导，自我掌控感丧失，认为自己的前途和命运都由外在因素决定，在困难和挫折面前认为努力的作用不大，无力承担责任，往往选择被动应对，推卸责任。

3. 思维模式消极

缺乏自我效能感的领导，思维模式也会变得消极，常常会夸大工作的难度，将实际工作中的困难在头脑中放大，增加压力感，诱发焦虑情绪，干扰大脑对问题的思考，影响领导能力的正常发挥。在急难险重任务面前，想不出办法，也降低了领导处理实际问题的能力。同时，自我效能感还会决定人的心理想象，"高自我效能感的领导倾向于想象成功的活动场景，从而有助于支持并改变活动的物理执行过程。而低自我效能感的领导将心理资源主要投注于领导活动中可能出现的失误，从而影响领导绩效。"② 我们都熟知心理学上著名

① 刘毓航：《高校领导自我效能感的作用机制和教育价值》，《中国成人教育》2007 年第 11 期，第 81 页。

② 刘毓航：《高校领导自我效能感的作用机制和教育价值》，《中国成人教育》2007 年第 11 期，第 81 页。

的皮格马利翁效应①和瓦伦达效应②。想象自己的努力会取得成功，有时候就真的能成功。如果大脑中总是浮现失败的场景，往往真的会失败，这就是心理暗示的作用。

二、领导自我效能感的积极力量

领导的自我效能感，是对管理工作中的认知过程、动机倾向、行为选择、行为坚持、主观感受等方面进行自我调节的积极心理能量和重要心理资源，是决定领导水平和组织发展的必要条件。

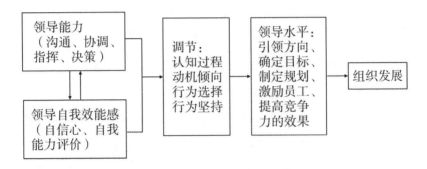

图 2 - 1　领导自我效能感作用流程图

---

① 皮格马利翁效应（Pygmalion Effect）指人们基于对某种情境的知觉而形成的期望或预言，会使该情境产生适应这一期望或预言的效应。也就是说，只要充满自信的期待，愿望就能实现。

② 瓦伦达（Nikolas "Nik" Wallenda）是世界知名的空中飞人马戏团表演者，绝技是空中钢丝叠罗汉。在一次重要的表演中却发挥失常，从高空坠落身亡。心理学上把这种"成功愿望越强烈，越容易失败"的现象称为"瓦伦达效应"。

根据路桑斯"对 114 项研究的元分析表明，自我效能感和工作绩效之间有较强的正相关（0.38）"①，而且超出了许多因素，如目标设置、工作满意度、责任心等对工作绩效的影响。

（一）每一份伟业，都缘起于高自我效能感的领导

弗雷德·路桑斯（Luthans. F.）在《心理资本》一书中提出，有自我效能感的人在五个重要特征上表现突出：一是他们为自己设立高目标，并自己选择困难的工作任务；二是他们欢迎挑战，并因挑战而强大；三是他们是高度自我激励的人；四是为实现目标，他们会投入必要的努力；五是当面对困难时，他们会坚持不懈。

时势造英雄，英雄创伟业。领导的自我效能感往往能化"平庸"为"神奇"。可以说，世界上任何一项伟大的事业，都缘起于领导的高自我效能感。卓越的领导者都具备以上五个方面的特征。

第二次世界大战时期，美国著名将领乔治·史密斯·巴顿（George Smith Patton Tr.）将军，被人们称为"统率大军的天才和最具进攻精神的先锋官"，在第二次世界大战中战功赫赫，为世界反法西斯战争的胜利做出了重要贡献。他之所以能带领队伍屡立奇功，不仅由于他勇敢睿智，更在于他自信满满。高自我效能感的五个重要特征，都淋漓尽致地体现在乔治·巴顿将军的每次演讲中。

① ［美］弗雷德·路桑斯著，李超平译：《心理资本》，中国轻工业出版社 2008 年版，第 37 页。

　　一是自我设置高目标，自我选择困难的工作。"我们的任务就是打仗……而不只是挖沟筑壕"。"如果不能取得胜利，所有的计划都是枉费心机。胜利，这正是我们所追求的目的。"二是欢迎挑战。"我热爱战争、工作和振奋人心的事。"三是高度自我激励。"从事任何职业的任何人，如果满足于碌碌无为，那是对不起他自己和美国传统的。我知道我们是会达到目的的。"四是为了实现目标，会全神贯注，付出努力。"一品脱（1 美制品脱≈0.47 升）汗水能够省下一加仑（1 美制加仑≈3.79 升）鲜血①。尽最大努力为你的士兵们遮风挡雨，这是获取巨大成功的唯一之路。"五是面对困难，坚持不懈。"战争是简单、干脆、无情的，因此需要一个既简单又无情的人把战争进行到底。"

　　战场上需要高自我效能感的领导，才能鼓舞士气，让军队勇往直前。和平时期搞建设同样离不开高自我效能感的领导。如改革开放以来，中国之所以能创造经济增长的奇迹，城乡面貌发生翻天覆地的变化，离不开无数高自我效能感的领导。他们不安于现状，不害怕困难，敢攀高峰的勇气和信念创造了无数非凡的业绩，真真切切地改变了百姓的生活。

　　湖北省嘉鱼县委书记熊征宇，于 2011 年调任嘉鱼县委

---

　　① 1 美制品脱≈0.47 升，1 美制加仑≈3.79 升。1 加仑约等于 1 品脱的 8 倍。"1 品脱汗水能够省下一加仑的鲜血"即是说多付出一份汗水，就能节省 8 份鲜血。

书记时，曾听到群众流传的一句话："小小嘉鱼，新城区是欧洲，老城区是非洲。"熊征宇通过调研发现，由于老城区基础设施落后，通常几百户人家共用一个旱厕，臭气熏天，人民生活极为不便。于是他提议创建国家卫生城市的目标。他的这个提议，遭到许多质疑，但他却说："创卫不为牌子，也不为面子，为的是让老百姓有一个好的安居环境。"经过三年的努力，嘉鱼先后成为全国文明城市、国家卫生城市、国家园林县城、全国平安建设先进县。"没有干不好的事，只有不敢担当的人。"这是作为全国优秀县委书记熊征宇常说的一句话，体现了他对工作目标的高标准、严要求，遇到困难不低头、愿付出的性格特征，是典型的高自我效能感领导。[①]

（二）高自我效能感是所有奇迹的萌发点

古往今来，所有组织创造的奇迹，都是由领导的高自我效能感萌发的。自我效能感低的领导，没有高远的目标，害怕困难和失败，做事情容易半途而废，常常坐失良机，甚至会把成功扼杀在摇篮里。而"自我效能感高的管理者更愿产生更多的革新想法；能更好地适应技术和组织变革"[②]。自我效能感高的领导不会满足于现状，总是为自己和组织设置常人不敢想的目标，明知不可为而为之，努力克服一切困难和阻力，持之以

---

① 《中共中央组织部干部二局. 郡县治　天下安——全国优秀县委书记风采》，党建读物出版社 2015 年版，第 233 - 236 页。

② 陈俊：《管理者自我效能感与工作绩效的关系研究》，《对外经贸》2013 年第 9 期，第 117 页。

恒，坚持不懈，最终带领组织创造神奇伟业。

1999 年，马云创立阿里巴巴时，就有人说马云做的事情是异想天开。2001 年，阿里巴巴在资金上遇到困境，公司内外质疑不断，甚至有人在网上发帖说："如果阿里巴巴能够成功，无异于把一艘万吨巨轮放到珠穆朗玛峰上。"为此，马云却说："我就要让他们看看，我是如何把这艘万吨巨轮从喜马拉雅山脚下抬到珠穆朗玛峰峰顶的。"2002 年，马云制定了全年盈利 1 元的目标；2003 年，马云却提出了"每天收入 100 万元，全年盈利 1 亿元"的目标。这个目标曾被公司所有人当成了笑话。同年 7 月，马云成立了淘宝网，作了一个更疯狂的决定：挑战全球电子商务巨头 eBay。2003 年，阿里巴巴不仅成功应对了"非典"（重症急性呼吸综合征）的冲击，还出人意料地实现了"每天收入 100 万元，全年盈利 1 亿元"的目标。接下来，马云为阿里巴巴制定了更加疯狂的两年目标：2004 年实现每天盈利 100 万元，2005 年实现每天缴税 100 万元。最终，目标都一一实现，创造了常人不敢想的奇迹。

（三）测测你的自我效能感

阿尔伯特·班杜拉将自我效能感分为三个层次：一是完成具体任务的自我效能感，如开车、演讲、写作、烹饪等；二是完成某一领域任务的自我效能感，如科研、管理、实操等；三是一般自我效能感，即应付生活工作中各种任务的总体自信心。

自我效能感的测量一般分为三个维度：水平测量（是或否）、强度测量（等级评分法）、广度测量（跨领域效能）。实际上，很多量表的设计都以前两项为依据。

"自信"指数测试量表①

每一个你回答"是"的问题得 1 分，回答"不是"的问题不计分。

1. 别人不比我强，我也不比别人差；
2. 我接受并喜欢我现在的样子；
3. 我喜欢社交；
4. 我值得被爱、被尊重；
5. 我能感到自我的价值和被人需要；
6. 我不需要靠别人夸奖来评价自己；
7. 做我自己很重要；
8. 我很容易交到朋友；
9. 我愿意接受批评，但不会感到自己不行；
10. 我不隐藏自己的真实感情；
11. 我可以公开承认错误；
12. 即使和大家看法不一致，我也敢于提出自己的观点；
13. 我是一个快乐的人；
14. 我不担心别人怎么看我；
15. 我不会因为表达了自己的想法而有负罪感。

---

① 李名国：《心理资本创造绩效》，中华工商联合出版社 2014 年版，第 73 - 74 页。

得分结果与分析：

14 分以上，说明你是一个很自信的人；

10~13 分，说明你是一个比较自信的人；

8~9 分，说明你的自信指数有待提高；

8 分以下，说明你非常不自信，可能很多情况下低估了自己的实际能力。

一般自我效能感量表（GSES)[①]

1. 如果我尽力去做的话，我总是能够解决问题的；

2. 即使别人反对我，我仍有办法取得我所要的；

3. 对我来说，坚持理想和达成目标是轻而易举的；

4. 我自信能有效地应付任何突如其来的事情；

5. 以我的才智，我定能应付意料之外的情况；

6. 如果我付出必要的努力，我一定能解决大多数的难题；

7. 我能冷静地面对困难，因为我信赖自己处理问题的能力；

8. 面对一个难题时，我通常能找到几个解决方法；

9. 有麻烦的时候，我通常能想到一些应付的方法；

10. 无论什么事在我身上发生，我都能够应付自如。

计分方法：完全不符合我记 1 分，有点符合我记 2 分，多数符合我记 3 分，完全符合我记 4 分。然后将以上 10 道题的得分相加，得出总分。

得分结果分析：

---

① 该表由德国柏林自由大学的著名临床和健康心理学家 Ralf Schwarzer 教授编制。

1～10分，说明你的自我效能感很低，甚至有点自卑，建议经常鼓励自己，相信自己，正确地对待自己的优点和缺点，学会欣赏自己。

10～20分，说明你的自我效能感偏低，需要找出自己的优点，认可优点，欣赏自己。

20～30分，说明你的自我效能感较高。

30～40分，说明你的自我效能感非常高，但要注意正确看待自己的缺点。

领导自我效能感量表

1. 有效地领导他人是我擅长做的一件事情；

2. 在我工作过的大部分团队中我都能成为一个有效的领导者，对于这点我很自信；

3. 我具备良好的沟通协作能力，能密切配合同事完成工作任务；

4. 我常常为组织设置超出上级要求的目标，希望自己在工作中有所建树；

5. 我不害怕工作中的棘手问题，认为应对挑战性的工作是自己成长的机会；

6. 我善于自我激励，并能带动下属积极主动工作；

7. 为了实现目标，我会全力以赴，想方设法努力工作；

8. 工作中遇到困难，我会坚持不懈，不轻易放弃。

计分方法：完全不符合我记1分，有点符合我记2分，多数符合我记3分，完全符合我记4分。将以上8道题的得分相加，得出总分。

得分结果分析：

1～8分，说明你的领导自我效能感很低，建议加强学习，掌握提升自我效能感的方法，并加以运用。

9～16分，说明你的领导自我效能感偏低，还有提升的空间。

17～24分，说明你的领导自我效能感较高，请继续保持。

25～32分，说明你的领导自我效能感非常高，要用心听听他人的意见，防止出现自负。

一般情况下，具体任务自我效能感、某一领域任务的自我效能感、一般领域的自我效能感，这三个层次既独立，又相互联系。现实生活中，有些人很容易将某一领域的高自我效能感，成功迁移到其他领域，如有些人做科研时自我效能感高，做管理也信心百倍。而有些人却没有这种迁移能力，在自己熟悉的领域做起来头头是道，换一个领域却焦虑不安，如有些写作能力很强的领导，让他作个报告，很可能是勉为其难。这就是全能型人才和专业型人才的区别。

三、领导的自我效能感从何而来

阿尔伯特·班杜拉指出："自我效能感，既具有特质类个体特征的特点，同时作为积极心理能量的成分也具有状态类个体特征的特点，是可以开发的。"[1] 由此说明，人的自我效能感

---

[1] ［美］弗雷德·路桑斯著，李超平译：《心理资本》，中国轻工业出版社2008年版，第38页。

既是先天的，也是后天的，既有遗传因素的影响，也有后天养育和成长经历的作用，同时还是可以开发和提高的心理资本。

（一）养育环境和成长条件

人本主义心理学家卡尔·罗杰斯说过，人是过去一切体验的总和。一个人长大后的样子，或多或少是童年许多个瞬间堆积而成的。个体的人格特征，包括自我效能感的高低，都会受家庭养育环境和学校成长经历的影响。

1. 积极回应

美国著名家庭治疗大师维吉尼亚·萨提亚（Virginia Satir）认为："一个人和他的原生家庭有着千丝万缕的联系，而这种联系有可能影响他的一生。"原生家庭指人从小成长的家庭，也就是有父母照顾的家庭。所以，重要养育人（主要是父母或其他成年人）的养育方式，对培养个人自我效能感具有重要影响。从小的合理需求是否得到积极回应，对个体成人后自信心的建立至关重要。因为人的生命早期是极其无能无助的，所有需求包括心理和生理需求的满足都要依靠他人。孩子对自我的认知主要通过他人，尤其是重要养育人的反应来进行判断的。为此，法国心理学家拉康·雅克（Jacques Lacan）提出了"镜像自我"概念。他认为，孩子的重要养育人就像一面镜子，孩子通过观察其行为反应从而形成对自己的评价。如果重要养育人对孩子的合理需求给予及时回应，孩子在成长过程中愉悦的情绪体验就多，内心深处会认为自己是很重要的，自我安全感、价值感也会在幼小的心灵中扎根生长；反之，则会降低。而自我价值感是自我效能感的前提基础。一个在被忽视的环境中长大的人，其自信心、自我效能感都会受到一定的影响。

2. 肯定和鼓励

心理学家斯金纳认为，人或动物为了达到某种目的，会采取一定的行为作用于环境，当这种行为的后果对他有利时，这种行为就会在以后重复出现（正强化）；不利时，这种行为就会减弱或消失（负强化）。由此可见，人的很多行为是不断强化的结果。一个人从小努力学习、认真做事，总能带来预期效果，同时还得到家长或老师的及时肯定和鼓励，就能有效增强个人的自信心，提升自我效能感，深信努力的有效性。

3. 自我掌控感

家长类型和学校的管理方式也会影响一个人自我效能感的发展。一般情况下，专制型或溺爱型的家庭，对孩子的事情，家长喜欢包办代替，孩子很少有自主决定权，成年后也不会或不敢做主，自信心也无法得到有效的建立。反之，在民主型家庭和民主管理的学校中，家长和老师会把孩子当成独立而自由的个体，给予足够的尊重，有关孩子的事情，在提出建议的基础上，让孩子自己做主、自己选择。在这样的环境中长大的孩子，自我掌控感、自主意识和自我效能感也会在成长过程中逐渐得以确立。

4. 允许犯错和失败

人的成长过程是学习过程，也是不断试错纠错的过程，获取一次成功或许得经历很多次的失败。在成长过程中，家长和老师如何对待孩子的错误与失败也会影响其自我效能感的发展。如果家长和老师对孩子的错误与失败，给予严厉惩罚，会挫伤孩子的探索精神，自信心也会受到打击。反之，如果家长和教师把孩子的错误与失败看作个体成长的机会，给予耐心引导，教导孩子学会从错误和失败中汲取经验教训，孩子长大后就不会害怕犯错，也不害怕失败，从而勇敢面对挫折，提升自我效能感。

同时，期待过高，恐吓或保护过度都会影响个体自我效能感的发展。所以，家长和老师只有针对不同性格特征的个体因材施教，才能培育出高自我效能感的人。

（二）自我学习与组织培养

阿尔伯特·班杜拉认为，人的成长是个体、环境、行为三者交互作用的结果。领导的自我效能感也是通过与社会环境互动，在自我学习、组织培养等综合因素的相互作用中逐步提高的。

1. 自我学习

人的自我效能感和成长的内驱力是相互依存、互为影响的。自我效能感高的人，学习成长的自主性更强，更愿意通过努力付出来提高自己。反过来也如此，成长的内驱力强，不满足于现状，愿意挑战自我，在学习成长的路上不怕吃苦的人，自我效能感也会不断提高。

诸葛亮在《诫子书》中说："非学无以广才，非志无以成学。"不努力学习、刻苦钻研、长期积累，人就无法增长才智，自我效能感的发展也就没有根基，只可能是盲目自信。尤其是具体任务自我效能感和某一领域任务的自我效能感，必须通过长期努力学习才能增强。如各领域的专家学者、各行各业的顶尖人才，之所以在自己熟悉的领域具有高度的自我效能感，与个人长期坚持不懈、精益求精、努力探索是分不开的。

荀子《劝学》篇中说："积土成山，风雨兴焉；积水成渊，蛟龙生焉；积善成德，而神明自得，圣心备焉。故不积跬步，无以至千里；不积小流，无以成江海。"

领导的自我效能感，同样来源于内在的成长动力和长期努力学习。

美国学者史蒂芬·柯维（Stephen Covey）在《成功人士的七个习惯》一书中，将成功人士的成长分为三个阶段：依赖阶段、独立阶段、"互赖"阶段。事实上，成功人士的发展过程，也是自我效能感提高的过程，成功领导自我效能感的发展也与这三个阶段高度契合。

领导成长的依赖阶段。包括求学阶段和刚参加工作阶段。这一阶段的中心任务是"个人成功"，实质上是个人学习生存本领的阶段。在这一阶段，要取得成功，就必须依赖父母、教师或领导。如果人的发展符合社会期待，通常会得到老师、家长和领导的赞许，自我效能感也会得到增强，进而激发出学习探究的热情，愿意挑战困难的任务。

领导成长的独立阶段。这是一个人在工作岗位上经过较长时间磨炼，具备独当一面能力的时期。这个时期的中心任务是把握人际交往分寸，提升亲和力，把自己融入组织，构建与他人良好的相互关系，取得"人际关系成功"。具有良好的人际关系，不仅能在工作中保持愉悦的心情，同时也意味着具备良好的沟通协作能力，愿意配合同事完成工作任务，敢于挑战棘手的工作，在自己遇到困难时往往能得到同事的支持，领导自我效能感也会在实践磨炼中不断提升。

领导成长的"互赖"阶段。这是一个人在多个工作岗位上锻炼，具备丰富的实践经验的时期。在这个时期，无论环境如何变化，他（她）都能让自己完全融入不同的组织之中，成为组织不可缺少的重要一员。这一阶段的重点任务是提升自己的价值感召力和引领组织发展方向的能力，通过提高自己人格魅力和影响他人行为的能力，努力成为"成功组织的领导"。在带领组织走向成功、增强领导胜任力的过程中，领导自我效能感也趋于完善。他（她）更相信共同努力的价值，敢为组织设置更高远的目标，开启美好愿景；更有信心和勇气带领组织克服一切阻力，创造非凡业绩。

2. 组织培养

领导的成长进步既离不开自身努力，也离不开组织培养。领导需要有被领导者而存在，领导者因组织发展需要而产生，领导行为需要组织提供岗位平台才能发挥作用。可以说，没有组织就没有领导者。"作为领导者首先要明白自己是组织中的一分子，没有组织生命力也就没有领导者的政治生命"①，同样，也没有高自我效能感的领导。

一是搭建成长平台。一个人从刚参加工作时的懵懂到多年后的成熟，从不名少年到成功领导，需要组织搭建成长的平台。需要是最好的老师。组织提供的每个岗位都有不同的任务和要求，个人正是为了完成岗位任务，达到岗位要求，逼迫自己不断学习进步。领导的自我效能感也会在一次次圆满完成工作任务过程中得以累积。组织中的领导和同事是最好的向导。每个人的成长都离不开他人的帮助，领导的成长之路也不是孤独的旅程。社会学习理论认为，人的学习都是从观察、模仿开始的，身边优秀的领导，包括蹩脚的领导都是自己的参照，是领导成长进步的开路者。工作中的失败是最好的学习机会。常言道，失败是成功之母。工作中失败和犯错误是难以避免的。

———————

① 胡月星：《胜任领导》，国家行政学院出版社 2012 年版，第 13 页。

正是在失败和错误中对经验教训的总结，才能提高战胜挫折的能力和克服困难的勇气。正如哈佛大学幸福课的主讲人本·沙哈尔（Tal Ben-Shahar）说："只有实际经历失败并超越失败，才能学会处理失败。"[①] 领导的自我效能感在失败的经历中也能得到增强。

　　二是畅通培养渠道。郭本禹和姜飞月认为，人能"充分利用替代学习，获得新知识……产生指导未来行动的内在经验模型，形成革新的行动指南"[②]。人与动物不同，可以依靠复杂的大脑，能接受文字、声音、图像等符号化的各种信息，超越直接环境和亲身经验的限制。如通过岗位培训，学习间接经验，让没有任何工作经验的新手快速提高工作能力。这也是组织中人力资源部门的重要工作内容之一。除了入职培训外，组织还会根据社会需求的变化、新技术的运用、新政策的出台、个人工作岗位的变动等不同情况提供各种在岗培训、转岗培训等，有效指导和调节个人的工作行为规范，以提高工作绩效。作为领导，随着岗位的变化，组织还会提供任职培训，以提高对组织发展的预见性，增强变革发展的信心。可见，接受组织培训，是提高领导工作绩效的重要方法，也是增强领导自我效能感的重要途径。

　　三是创造成长的机会。一个人在成长过程中，每一次经历都是一笔财富。领导的成长进步更需要组织提供众多岗位锻炼。多岗位锻炼能使领导增长见识、积累经验、提高综合思考

---

　　① ［美］肖恩·埃科尔著，师冬平译：《快乐竞争力》，中国人民大学出版社2012年版，第102页。

　　② 郭本禹、姜飞月：《自我效能感理论及其应用》，上海教育出版社2008年版，第33页。

问题的能力；多岗位锻炼能使领导丰富阅历、开阔视野，提高组织协调能力、综合判断能力和宏观决策能力；多岗位锻炼能使领导实现知识、经验与实践的互动，增强观察问题、认识问题、分析问题、解决问题的能力。领导成长阅历丰富，急、难、险、重任务处理得多，在危急关头自我掌控感就越强，自我效能感也会相应提高。

（三）社会文化和组织制度

1. 社会文化

文化无处不在，文化是一切领导活动的基础，包括领导的目标信念、价值选择、内在动力、战略决策、工作态度、领导风格等都深受文化影响。"领导者的影响力、人格力、沟通力、魅力的养成，都离不开文化的内在支持……文化影响着领导的行为选择和领导效能。"① 信念和价值观是文化的精髓，是决定领导实践活动的价值系统和动力系统。爱国、敬业、诚信、友善的社会主义核心价值观，是领导自我效能感的源头活水。

一是爱国。中华民族是崇尚爱国精神的民族，热爱祖国是中华文化最深厚的价值信念，也是自古以来无数爱国英雄舍生取义的动力之源、效能之源。

岳飞忍辱负重，舍生忘死，浴血疆场，只为抵御金寇，收复失地，精忠报国。南宋民族英雄文天祥，作为文官，为了反对侵略，保家卫国，他勇敢地走上了战场。不仅如此，他还拿出自己的家产，招募起 3 万名壮士，组成

① 舒绍福：《文化领导》，国家行政学院出版社 2015 年版，第 8 页。

义军，抗元救国。尽管力量单薄，也要为国尽力。并留下了"人生自古谁无死，留取丹心照汗青"的千古诗句，永远激励后人树立誓死维护中华民族独立和主权的决心信念。

为了加入世界贸易组织，改善国家外贸环境，积极融入经济全球化，促进中国社会主义市场经济健康发展，无数党和国家领导人与世界贸易组织及其成员国进行坚持不懈的谈判，2001年12月11日，中国正式加入世界贸易组织，成为第143个成员国。时任国务院总理朱镕基在回顾谈判历程时，曾感慨道："我们已经谈了15年……黑发人谈成了白发人。"

二是敬业。敬业是一种基于热爱基础上的、对工作、对事业全身心忘我投入的精神境界，其本质就是奉献精神。有强烈敬业精神的领导，才会有崇高的目标追求，艰苦奋斗，恪尽职守，不怕困难，坚持不懈，忘我工作，成为高自我效能感的领导。

禹三过家门而不入：

在舜帝时代，黄河流域常常泛滥成灾，百姓苦不堪言。舜帝派鲧去解决这一难题，没有成功，又派鲧的儿子禹去治水。禹带领百姓用了13年时间，疏通河流，引水入海入江，终于治理了水患。禹在治水过程中，三次路过家门，也不进去看一眼。他克己奉公，全身心治水的敬业奉献精神，一直受到后人景仰。

人民的好书记焦裕禄，1962年被调到河南省兰考县担任县委书记时，该县正遭受严重的内涝、风沙、盐碱三害，他迎难而上，同全县干部和群众一起，与自然灾害进行顽强斗争，努力改变兰考面貌。尽管他身患肝癌，仍忍着剧痛，坚持工作，被誉为"党的好干部"。焦裕禄爱岗敬业的实际行动，充分体现了高自我效能感领导的心理特征。

三是诚信。诚信领导是指领导者在实施管理过程中表现出来的一诺千金、说到做到、诚恳负责的品质和行为，是领导立身做人、为官从政的根本。鲁迅说过："伟大人格的素质，重要的是一个'诚字'。"作为领导，如果言而无信，就会被下属轻视，得不到下属的支持，领导力就会丧失，领导自我效能感也会随之消退。

一般而言，诚信领导者具有高度的自我意识、积极的自我调节和自我发展等显著特点。诚信领导者在对人、对事上，能实事求是，坦然面对一切困难和问题；信守承诺，说到就要想尽一切办法做到；诚恳待人，关心下属，为了共同目标，不怕付出努力；正直负责，坚持原则，不回避矛盾。所以，诚信是影响领导者自我效能感的重要因素。

四是友爱。"领导是一种社会关系，是领导者与被领导者的相互关系。"[①] 所以，领导的自我效能感从本质上说，是有被领导者追随信服，有信心和力量影响他人行为。

《孟子·梁惠王上》中记载：魏国时期，梁惠王向孟

---

① 舒绍福：《文化领导》，国家行政学院出版社 2015 年版，第 7 页。

子请教如何才能为国雪耻复仇？孟子说，只要能够施行仁政，以民为本，那么人民就会心甘情愿地为国效力。而敌国只是压迫和剥削人民，如果大王出兵征讨他们，必然是"仁者无敌"。

"仁者，爱人"，领导以"仁"为本，以人为本，把百姓的冷暖放在心上，关心群众最现实的利益，才能化育天下百姓，无敌于天下，提高自我效能感。伟大领袖毛泽东指出："领导的阶级和政党，要实现自己对于被领导的阶级、阶层、政党和人民团体的领导，必须具备两个条件：（甲）率领被领导者（同盟者）向着共同敌人作坚决的斗争，并取得胜利；（乙）对被领导者给以物质福利，至少不损害其利益，同时对被领导者给以政治教育。没有这两个条件或两个条件缺一，就不能实现领导。"①

2. 组织制度

邓小平说："制度好可以使坏人无法任意横行，制度不好可以使好人无法充分做好事，甚至会走向反面。"②制度不好之所以无法让好人充分做好事，是因为不好的制度会打击好人干事创业的信心，看不到努力的作用。如结构设计不合理，层级过多，多头管理，让人应接不暇，疲于应付的组织结构；等级森严，集权专制，下级领导缺乏授权，没有掌控感和自主权的组织制度；干多干少一个样，干与不干一个样，赏罚不明的奖惩制度；不问青红皂白，不精准判定功过是非，简单模糊的连

① 《毛泽东选集》（第 4 卷），人民出版社 1991 年版，第 1273 页。

② 《邓小平文选》（第 2 卷），人民出版社 1994 年版，第 333 页。

坐惩戒制度；只要结果不问过程，只看眼前不顾长远，急功近利的考核评价制度；在困难面前缺乏相互支持，各自为政，不容失误，不允许犯错的组织文化氛围等，如此种种都会让领导无所适从，不敢变革创新，不相信努力有用，甚至消极推诿，转移责任，从而降低领导的自我效能感。好的组织制度可以鼓励领导大胆探索，创新发展，敢担当，善作为，在干事创业中找到自信，敢于迎接挑战。如 2018 年 5 月，中共中央办公厅印发的《关于进一步激励广大干部新时代新担当新作为的意见》，对建立激励机制和容错纠错机制，进一步激励各级领导不懈奋斗提出明确要求，为提升领导在工作中的自我效能感营造良好制度环境。

总之，领导的自我效能感不是一蹴而就的，而是随着年龄的增长，实践经验的增加，不断修正、调整而积累起来的，也是家庭、学校、组织、文化、制度与自我成长意向相互作用的结果。

四、提升领导自我效能感的途径和方法

大量的实证研究已经证明，作为心理资本的重要组成部分，自我效能感是状态类个性特征，可以通过自我努力和组织干预，不断开发和提升。

（一）自我努力

"在阿尔伯特·班杜拉看来，个体自身才是一切行为的创

造者和控制者"①，自我效能感主要是个人在成长过程中，对外在信息、认知、经验、感受等，进行不断反思、总结、吸收、重组、整合后，形成对自己能力的主观评价和行为动力。所以，内因是领导自我效能感提升的内在根据和决定因素。

弗雷德·路桑斯等人进一步研究证明，提升自我效能感最有效的途径和方法是：成功体验、替代学习和模仿、言语说服、心理生理觉醒四种。

1. 成功体验

阿尔伯特·班杜拉指出："自我效能的发展需要大量的由行动产生的直接效果。"② 所以，个人的自我效能感的开发离不开自己的内在资源，即个人通过努力取得的实际成功的经验。

没有谁的成长会一帆风顺，人的一生总是和成功与失败相伴而行，领导也不例外。失败是经验、是财富，但个人成功的经验更是领导自我效能感开发的重要资源。

一是通过回想个人的最佳故事，找到自己的品格优势和美德。③ 因为个人的最佳故事，既是自己通过努力取得的成功经验，也是将自己的品格优势和美德充分发挥出来的真实经历。品格优势和美德（六大类，二十四小类④），是个人的最大竞争优势，是领导战胜一切困难的内在资源。但个人的品格优势和

---

① 朱仲敏：《青少年心理资本：可持续开发的心理资源》，学林出版社2016年版，第23页。

② 朱仲敏：《青少年心理资本：可持续开发的心理资源》，学林出版社2016年版，第29页。

③ ［美］马丁·塞利格曼著，洪兰译：《真实的幸福》，万卷出版公司2010年版，第139页。

④ 参见本书表6－1品格优势与美德。

美德不会自动发挥作用，需要个人的意志努力，有意识地利用，如智慧、勇气、仁爱、正义、节制、追求卓越等。通过回想自己的成功经验，分析自己拥有哪些品格优势和美德，又是哪些品格优势在助力自己取得了成功，并认真思考，在现实生活、工作中如何利用自己的品格优势和美德，以增强自信心，从容应对现实问题，迎接未来的挑战。

二是对成功经验进行正确归因。成功需要外在条件，但最根本的还要个人努力。通过回想成功经验，回想自己在争取成功过程中的所思、所想、所作、所为，确认自己在其中的主导作用，看到自我的内在力量，而不仅仅解释为靠外力，如运气、机会、他人相助等，以增强自我效能感。

三是利用成功经验进行成功场景的想象。每个人都不甘堕落，都希望取得成功，体验成功的快乐。领导可以通过想象自己亲身经历的成功经验，回想曾经通过努力取得成功的场景，不断感受成功的快乐，增强个人的价值感和成就感，增加自信，进一步驱动自己不断努力，争取更大的成功，获取更美好体验的内在动力。

四是利用成功经验设置更高目标。事实上，我们想象中的困难比实际困难大得多。没有成功的经验，我们就看不到自己的力量，面对未来和挑战就会望而生畏，退缩不前，更不敢为自己和组织设置高远的目标。同样，没有目标也没有动力，每个人的成长都是在实现一个个目标过程中展开的。领导通过回想自己的成功经验，看到自己在追求目标过程中内在力量的迸发，感受通过努力取得成功的快乐，并在此基础上，设置更高的目标，从而激发出自己积极进取、勇攀高峰、向更高目标迈进的精神力量。

五是利用成功经验树立正确的能力观，持续努力。相关研究发现，"持能力增长趋向的管理者具有较高的管理自我效能感，而持能力固定趋向管理者的管理我效能感则较低"①。每个人的成功都不是顺顺利利实现的，都需要克服一系列内在和外在的困难和障碍，尤其是要战胜自己、相信自己，才能挑战不可能。有人说，成功路上最大的敌人不是别人，而是自己。领导只有不断战胜内心的畏难情绪、贪图享乐的欲望、不想努力的惰性、害怕挫折的懦弱、明知是陷阱的诱惑等内在的心理阻碍，才能取得成功。领导通过回想自己的成功经验，一方面看到自己不甘平庸，奋发向上的内在力量；另一方面，相信自己的能力不是固定不变的，而是在克服困难和挫折过程中持续增长的。以此激励自己，才能增强战胜自我的信心，持续努力，勇敢前行。

2. 替代学习和模仿

常言道，"近朱者赤，近墨者黑"，比喻接近好人可以使人变好，接近坏人可以使人变坏，这就是替代学习和模仿的力量。同样接近其他管理者，观察其成功与失败的经历，把别人的成败得失作为自己的借鉴，也是领导增强自我效能感的有效办法。所以古人说：以人为镜，可以明得失。

以人为镜，不能只看别人取得成功的结果，更要去追问取得成功的原因；不仅只有羡慕之情，更要有学习模仿之行。任何人的成功都不是无缘无故的，总有内在的必然性，都有常人可借鉴、可参照之处。领导要增强自我效能感，一要多看领袖

① 陆昌勤、方俐洛、凌文辁：《管理者的管理自我效能感》，《心理学动态》2001 年第 2 期，第 81 页。

人物传记，包括我们党的卓越领导人和外国优秀领导人的传记，如《毛泽东传》《邓小平传》《周恩来传》《习近平的七年知青岁月》《林肯传》《罗斯福传》等等。了解伟大人物的奋斗历程可以增强我们对目标的执着和面对困难及挫折的勇气。二要多学当代优秀领导，如全国优秀县委书记、优秀县长等。学习模仿他们投入工作的热情干劲，对待民生发展事业的责任信念，沟通协作的方式方法，激励下属的语言语气，面临急难险重任务的无畏担当等，以增强自我效能感。三要学习自己身边受人敬重的领导。自己身边的好领导，与自己的条件接近，有较强的可比性，也是最能增强自我效能感的学习模仿对象。学习模仿他们在工作中的言行，对人、对己、对事的态度乃至工作之余的生活方式等，都能不断提升自己，增强做好领导的自信心。

3. 言语说服

言语说服包括自我说服和社会说服。

一是自我说服。任何一个正常人都有两种语言，一种是用来与他人交流的"外部语言"，另一种是用来思维和自我暗示的"内部语言"。领导可以利用"内部语言"进行积极暗示，自我肯定和自我鼓励。在设定目标时，告诉自己只要努力，就一定能实现；在遇到困难时说服自己要坚持；在经受挫折和失败时，鼓励自己一定能战胜。通过积极暗示，也能有效提高领导的自我效能感。

二是社会说服。每个人内心深处最深层的渴望是他人的肯定、鼓励和赞扬。因为自己肯定自己，总感觉底气不足，人的价值有时需要他人给予确认。社会说服就是社会对一个人能力和成绩的肯定和赞扬，是提升自我效能感的重要方法。领导如果通过努力得到社会的赞扬、同事的肯定、上级的积极反馈，事实上，就进一步确认了自己决策的正确性，看到自己努力的价值，也能坚定自己做好领导的信心，从而将自己的信念和行为从自我怀疑转化为自我效能感。

4. 心理生理觉醒

心理生理觉醒是指积极的情绪状态和健康的身体，也是增强领导自我效能感的重要来源。一是积极的情绪。美国哈佛大学心理学博士丹尼尔·戈尔曼（Daniel Goleman），是行为学和脑科学研究领域的重量级学者，他在《情商》一书中指出，情绪智力是一种元能力，它可以从正面或者反面深刻影响人的其他所有能力，既可以促进，也可以阻碍其他能力的发挥，包括记忆力、分析能力、判断能力、意志力、人际交往能力……他还指出，如果人能保持好心情，个体灵活思考、处理复杂问题的能力就会增强，无论是智力方面还是人际交往方面的问题，都会更容易找到解决方法。支持此观点的还有美国北卡罗来纳大学教授芭芭拉·弗雷德里克森（Barbara L. Freadrickson），她指出："积极情绪可以开放我们的心灵和思想，让我们变得更好，使我们能够发现和建构新的技能、新的关系、新的知识和新的生存方式。"[①] 可见，良好的心境，愉悦的心灵，既能让人对努力的结果抱着积极的想象，同时也能扩展思维，增加创造性，增强领导在决策、执行、激励、沟通等工作中的有效性，减少悲观、绝望，从而提升领导的自我效能感。二是良好的身体状态。良好的身体状态能让领导在工作中精力旺盛，精

---

① ［美］芭芭拉·弗雷德里克森著，王珺译：《积极情绪的力量》，中国人民大学出版社 2010 年版，第 23 页。

神饱满，充满激情，增强工作的内在动力，降低压力和无助，从而增强自我效能感。当然，良好的情绪和健康的身体只是增强自我效能感的必要条件，有之不一定就能增加自我效能感，但如果领导情绪低落、身体不健康，自我效能感必然会降低。

（二）组织干预

领导的成长离不开组织的培养，领导自我效能感的提高同样需要组织积极干预，全方位提供支持。

1. 注重人岗匹配

每个人的能力有大有小，而且优势特长各有不同。所以，人力资源部门要注重人岗匹配，即根据工作岗位性质、要求、任务的不同，将性格特点、能力特长、兴趣爱好不同的人进行有效配置和合理使用，实现事得其才、才尽其用。心理学相关研究表明，一个人能做自己既感兴趣、又能发挥自己优势的工作，就能保持专注，全身心投入，精益求精，不怕苦也不怕累，体验到忘我的最佳"福流"状态。组织部门在领导选拔任用过程中，要认真研究岗位的任务要求和每个领导的个体特征，尽量做到用人所长、避人所短，把能力素质、兴趣特征合适的人放在合适的岗位上，在提高领导岗位适应性的同时，充分发挥领导的才能，实现增加领导自我效能感和提高组织绩效的双赢目标。

2. 合理设置目标

人的行动总是受动机的驱使，喜欢追求有一定挑战性的目标。电子游戏就是迎合了人的这一心理，在难度设置上层层递增，既有一定的挑战性，又不是无法企及。人一旦有了挑战自我的动机就会被充分激活，让人欲罢不能，这就是电子游戏的魔力所在。可见，合理设置目标，是激发领导内在工作动机，提升自我效能感的关键。合理设置目标，包括对领导下达的任务既不能太难，也不能太容易实现。如果目标太容易实现，没有挑战性，人会感到简单乏味，从而失去兴趣，甚至产生厌倦感，内在动力就会减弱；如果目标设置得太高，即使努力也无法实现，人也会失去内在动力，放弃对目标的追求。所以，组织部门在给领导设置工作目标时，既不能过高，也不能过低；既要清晰，又要具体；既要有一定的挑战性，又要保证通过努力可以实现，才能增加领导的成功体验，提高自我效能感。

3. 树立成功榜样

榜样的力量是无穷的。罗马尼亚历史学家米尔恰·伊利亚德（Mircea Eliade）在其著作《神圣与世俗》一书中指出："人类有感受神圣的能力。"也就是说，当人们看到有人行为高尚、才华出众、成绩卓著时，人的内心会被打动，产生见贤思齐的想法，也会不由自主地效仿。

任何一个行业都有优秀的人才，他们正是同行进行有效学习的替代经验。所以，每个组织在培训新员工过程中，有一个重要内容，就是树立榜样，即宣传同行业中出类拔萃的优秀人才，或是让优秀人才分享成功经验，为新员工提供有效的替代学习经验，增加自我效能感，使新员工找到走向成功的最佳路径。需要注意的是，越是情况类似的榜样，越能起到最佳的示范效果。因为情况相同，他人取得的优异成绩，是对学习者信心的最好鼓舞。中国共产党一直重视树立榜样在干部培养中的作用，如毛泽东就亲自树立了白求恩、张思德、雷锋等家喻户晓的榜样。组织部门要成功干预领导的自我效能感，就要注意选取反映时代特点、跟领导情况相仿的榜样，如年龄、级别、工作条件等相似的替代学习经验，才能更有效地提升领导的自我效能感。

4. 增加团体互动

通过小组合作学习或是经验交流会，分享成功和失败的经历。每个领导在实际工作中取得的成功经验和失败教训各不相同，是组织价值连城的财富，是领导替代学习的鲜活教科书。如将领导在制定决策计划、沟通协作、危机处理、民生改善、招商引资、项目推进等工作中成功与失败的经验和教训，进行充分交流，让其他领导从中得到启迪，找到走向成功的方法，减少失败。可见，成功与失败的经验和教训是领导提高能力、提升信心，增强自我效能感的最好资源。

5. 创造积极的文化氛围

自我效能感是个体对外界信息加工的结果。领导的自我效能感深受社会文化氛围影响，需要社会全方位提供积极的、建设性的信息反馈，包括组织部门、监督部门、上级领导、班子成员、下属单位、社会团体等在内的社会各个方面，都应以提升领导工作信心、促进社会发展为目的，构建积极的信息沟通平台，对领导取得的成绩给予积极正面反馈，对存在的问题提出建设性意见，为提高领导自我效能感营造良好的文化氛围，而不是简单的问责、批评、指责。

五、领导的自我效能感是把双刃剑

领导需要客观看待自我效能感。因为领导手中掌握一定的权力，如果领导自我效能感过高，超出客观实际能力，就容易飘飘然，出现自恋和自负，不仅会造成人际关系紧张，更容易出现决策失误。

（一）谨防自恋心理

自恋是领导的自我效能感超出实际水平，过分自信的结果。自恋的领导习惯于以自我为中心考虑问题，听不进别人意见，即使是合理化建议也不会采纳；想问题、安排工作只从自己的立场出发，不会换位思考，不考虑同事或下级的困难；仅凭自己的情绪处理问题，不顾及他人的感受；习惯于用抱怨和指责应对困难和挫折，而不会反思，更不会将困难和挫折转化为动力。自恋的领导容易造成人际紧张，无法有效激发下属的工作积极性，自己的创造性也难以发挥出来，在挫折面前，自信心容易受到打击。长此以往，因缺乏成功实践经验的支撑，自恋领导的自我效能感也会逐渐减退。

（二）避免自以为是

当领导自我效能感发展到另一极端，就会产生自负、狂妄自大的心理。自负的领导常常自视过高，妄自尊大，认为自己无所不能；自负的领导权力独揽，对谁都不信任，目中无人，听不进别人的意见；自负的领导常常刚愎自用，不尊重客观规律，难以冷静分析和处理工作中的各种问题，看不到潜在的危机，容易造成决策失误，影响甚至断送个人和组织发展前程。

　　诸葛亮挥泪斩马谡：

　　诸葛亮为实现统一大业，发动了一场北伐曹魏的战争。他任命参军马谡为前锋，镇守战略要地——街亭。临行前，诸葛亮再三嘱咐马谡："街亭虽小，关系重大。如果失掉街亭，我军必败。"并具体指示让他"靠山近水安营扎寨，谨慎小心，不得有误"。马谡到达街亭后，自认为熟读兵法，不按诸葛亮的指示部署兵力，听不进副将王平提出的合理化建议，骄傲轻敌，自作主张。结果，蜀军大败。马谡失守街亭，战局骤变，直接导致了蜀军北伐的失败，迫使诸葛亮退回汉中，为了严肃军纪，诸葛亮不得不将马谡斩首示众。

总之，领导需要实事求是地评估自己的能力，建立合理的自我效能感。在工作中，既要追求高远的目标，又要脚踏实地做好手头的工作；既要充满自信，又要看到自己的不足。在肯定自己成绩的同时，充分利用所拥有的资源，不断拓展自己成长进步的空间，积极努力进取。

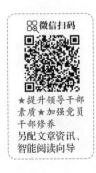

第三章

领导飞翔的翅膀——希望

希望是夜行途中引路的明灯，希望是支持生命繁盛的力量。有希望的领导才不甘落后，看到成功的方向；有希望的领导才会不安于现状，找到积极进取的力量；有希望的领导才会为实现目标，坚持不懈，奋斗不止。领导怎样才能在追求卓越人生的过程中，找到方向，充满力量，让内心永保激情？

答案是：给心灵插上希望的翅膀。

一、认识希望，了解希望

（一）人不能没有希望

心理学家曾经针对"希望效应"做过一次广泛调查，要求人们回答"你有哪些希望"一题。结果表明，抱有希望种类越多的人，生活中越充满自信，精力旺盛，积极进取，越容易成功。希望越少的人越容易精神沮丧，情绪消沉，悲观，不思进取，很难有所作为。

大量的事实表明，一个人无论是在追求成功的路上，还是在危险和艰难处境中，希望都不可或缺。有时候希望是拯救生命的内在力量。

据说，有两个人结伴穿越沙漠，走至半途，水喝完了，其中一人因中暑而病倒，同伴把一支枪递给了病倒的中暑者，再三吩咐："枪里有五颗子弹，我走后，每隔两小时你就对空中鸣放一枪。枪声会指引我前来与你会合。"说完，同伴满怀信心找水去了。躺在沙漠中的中暑者却满腹猜疑：同伴能找到水吗？他会不会听不到枪声？会不会丢下自己这个"包袱"独自离去？日暮降临的时候，枪里只剩下最后一颗子弹，依然没有见到同伴回来。中暑者渐渐开始绝望，确信同伴早已离去，自己只能等待死亡。头脑中满是死在沙漠被各种动物啃食的画面，越想越绝望……终于，中暑者彻底崩溃了，开枪自杀。枪声响过不久，同伴提着满壶清水，领着一队骆驼商旅赶来时，却只找到中暑者尚还温热的尸体。

1920 年，德国医学精神病学博士林德曼（Lindemann），为了证明希望对人的心理和身体产生什么效果，他不惜以自己的生命为代价，进行了一次史无前例的心理实验。独自一人驾驶小船穿越大西洋（之前曾有 100 多位勇士挑战这一极限，均未生还）。航行中，林德曼遇到过无数次难以想象的困难，但当恐惧和绝望情绪产生时，他总是告诉自己，我一定能成功！最后他真的成功了。在回顾成功体会时，他说："我从内心深处相信自己一定有希望成功，这个希望之神已与我融为一体，甚至渗透了我浑身的每一个细胞。"①

可见，无论我们身处于什么样的艰难困苦条件下，只要对自己有信心，对未来充满希望，就能走出困境，走向成功。"在现行世俗社会中，人的超越维度逐渐缺失，人生在世的目标被简化为享乐于即时……然而，一旦从生活和精神上抽掉了希望，无论我们关于信仰和意义的讲道如何雄辩堂皇，我们也

---

① 李名国：《心理资本创造绩效》，中华工商联合出版社 2014 年版，第 84 页。

终将一无所有。"① 可以说，人生如果没有希望，就如同掉入黑洞，见不到一丝光亮，被绝望紧紧包围，失去对未来美好目标的渴望，就会身心俱疲，心底无力，无所寄托。

（二）希望是什么？

古希腊神话传说中，普罗米修斯（Prometheus）违反宙斯（Zeus）旨意，给人类盗去火种。宙斯为了报复人类，将疾病、奸淫、偷盗、嫉妒、贪婪与灾难等放进盒子，让潘多拉（Pandora）（作为对普罗米修斯盗火的惩罚，送给人类的第一个女人）带到人间。女神雅典娜（Athena）知道宙斯没安好心，她偷偷地将"希望"放在了盒子的最底部。潘多拉来到人间后，在强烈好奇心驱使下，打开了宙斯给的盒子，就在她打开盖子的瞬间，一股黑烟从中窜出，潘多拉被吓坏了，并迅速盖上了盒盖，最后留在盒中的只有智慧女神雅典娜放在盒底的"希望"。尽管潘多拉将各种魔怪带到了人间，可雅典娜让人类在经历苦难的同时仍然心怀希望。

可见，希望是雅典娜女神送给人类最美好的东西。希望如同茫茫大海中的灯塔，指引着人类前进的方向；希望是生命的发动机，源源不断地为我们实现目标输送积极心理能量；希望是通往成功的路，尽管有坎坷、有曲折，但条条道路通罗马。只要有希望，人类就能战胜一切疾苦、灾难，奋力向前。

美国作家欧·亨利（O. Henry）在他的小说《最后一片叶子》里讲了一个感人至深的故事：一个生命垂危的年轻女画家

---

① 滕川：《希望与生命意义、目标定向的关系研究》，南京师范大学2013年，第1页。

从房间里正好能看见窗外的一棵树，树叶在秋风中一片片地掉落下来。年轻女画家望着眼前的萧萧落叶，身体也随之每况愈下，一天不如一天。她对室友说："当树叶全部掉光时，我也就要死了。"一位老画家得知后，用彩笔画了一片青翠的树叶挂在树枝上。最后一片叶子始终没掉下来。只因为生命中的这片绿叶，年轻女画家竟奇迹般地活了下来。这就是希望的力量。

英国作家罗伯特·路易斯·斯蒂文森（Robert Louis Stevenson）说："希望是永恒的欣喜。它就像人类拥有的土地，年年有收益，是用不尽的、最牢靠的财产。"

印度"小说之王"普列姆昌德（Premchand）认为，希望是热情之母，它孕育着荣誉，孕育着力量，孕育着生命。希望是世间万物的主宰。

什么是希望？词典中的定义是：对某一特定事物或目标的欲望、向往和倾向，是人们心中期望实现的美好想法。在生活中，人们常常把希望与期待、盼望、愿望、期望等同，有时也把希望与现实对立，甚至把希望与幻想混淆起来。

积极心理学之父马丁·塞利格曼认为，作为心理资本的希望是构建成功人生不可或缺的心理特征之一。希望的权威研究专家、美国堪萨斯大学临床心理学教授里克·斯奈德（Rick Snyder）指出："希望是在成功的动因（指向目标的能量水平）与路径（实现目标的计划）交叉所产生体验的基础上，所形成的一种积极的动机状态。"[1]

---

① ［美］弗雷德·路桑斯著，李超平译：《心理资本》，中国轻工业出版社 2008 年版，第 60 页。

可见，里克·斯奈德给希望下的定义，与我们平时所理解的希望有所不同，主要包括三个关键因素，即目标、动因和路径。

目标，表示希望的指向性。目标是希望的核心内容，希望总是指向一定的目标，或者是具体想要的东西、体验，或者是一种精神状态。这个目标可以是模糊的，也可以是具体的，而且这个目标不是轻轻松松就能实现的，而是具有一定的挑战性的，但又是通过努力可以实现的。具有实践性、可行性和现实性。

动因，表示希望的动力性。希望并不是被动的期待，也不是没有行动的祈祷。而是一种动力思维，是持久的、而不是暂时的启动一个人行动起来，沿着正确道路，朝着既定目标行进的内在动力和坚定的信念。马丁·路德金（Martin Luther King. Jr）说："世界上一切要去做的事情都需要希望驱动。"没有希望，社会就会停滞不前，人生也会后退。

路径，表示希望的真实性。希望并非只是无所作为的幻想，而是包含了一系列由希望驱动的行动，包括对实现希望的过程进行认真规划，周密安排，想出办法，并且准备多个方案，当遇到阻力时会进行重新规划。

可见，作为心理资本的希望，与我们通常理解的期待、愿望、期望，或者幻想有着本质的不同，后者往往只是对目标主观的被动渴求，而前者的关键要素则是包含着"意愿的启动和维持系统，以及路径的设计和调整系统"[1]。

大量的心理科学研究证实，作为人的心理资本，希望是人

---

[1] 朱仲敏：《青少年心理资本：可持续开发的心理资源》，学林出版社2016年版，第59页。

类社会发展的根本动力；是个人提高工作绩效，实现理想目标的精神支柱；是应对压力和挑战的内在力量；是预防和对抗生理疾病的积极心理能量；同时还是心理治疗中解除病患痛苦的一把钥匙。

二、领导希望缺失的外在表现及心理真相

诗人但丁·阿利吉耶里（Dante Alighieri）说，人间悲剧就是生活于愿望之中而没有希望。领导没有希望，人民就会绝望，组织也会遭殃。

（一）领导希望水平低的外在表现

1. 没有目标，甘于落后

俗话说，鸟无翅不能飞，人无志不成才。领导希望水平低，要么缺乏崇高的目标感，要么目标追求出现偏差。缺乏崇高目标感的领导没有精神追求，胸无大志，找不到努力的方向，得过且过，安于现状。工作上，不敢设置高远的目标，缺乏挑战自我的勇气，满足于完成任务，甚至面对上级下达的艰巨任务，想尽办法找借口，推诿扯皮，推卸责任。目标追求出现偏差的领导把名利作为追求的目标，把安逸享乐作为人生的理想，把工作岗位作为谋取好处的工具，在名利得失面前斤斤计较，不愿付出，有利可图就抢着干，没有好处就找借口往外推。

江西鄱阳县凤岗镇有一座危桥，随时可能坍塌，村民及媒体多次反映，却遭多部门推诿。该县水利局相关领导

的理由竟然是"没有公车没法下乡"。①

2. 心底无力，故步自封

没有希望的领导，缺乏个人内在意愿的启动和维持动力。对自己要求低，没有积极向上的渴望，把对未来的美好希望寄托于他人；面对社会日新月异的变化，缺乏主动提升自己、完善自己的内在动力，难以适应新形势，无法胜任新任务和新要求；工作上遇到困难和问题，缺乏勇气，不敢担当，精神懈怠，缺乏行动的力量；在追求目标过程中，面对打击和失败，轻易放弃，甚至一蹶不振，没有坚持不懈、不达目的不罢休的精神。

3. 欠缺规划，得过且过

没有希望的领导，缺乏实现组织目标的路径设计和调整能力。有些领导没有战略规划，对组织发展无长远眼光和忧患意识，不敢大胆创新，满足于当前取得的成绩，不考虑组织发展的未来；工作没有计划性，只善于设置大而空的发展目标，但对如何实现目标，缺乏周密计划、可行性论证和实施策略；有些领导抱着多一事不如少一事的思想，对组织运行的成本绩效、经济社会效率缺乏思考，不愿改革创新，满足于应付上级交办的任务，得过且过；有些领导在实现组织目标过程中遇到阻碍和挫折，思维停滞，眼光受限，看不到其他路径，想不出更好办法加以解决。

（二）领导希望水平低的心理原因——心理需要层次低

人的行为都是由动机驱动的，未满足的需要既是人内心的

---

① 扶青：《"没有公车不下乡"的本质是懒政》，人民网 2017 年 4 月 25 日。

希望，也是人行动的内在动力。

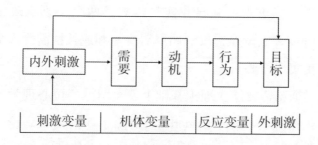

图3-1　人类行为的基本模型①

从图3-1可见，需要引发人的动机，动机驱动人的一切行为，需要是人行动的开始。人为了实现希望的目标，满足自己的需要，积极进取，努力工作，争取成功，需要得到满足，希望得以实现，从而产生幸福感和成就感。

可见，人的内心希望就是人未满足的更高目标的需要。这种更高目标的需要，既是促进个人成长进步的内在积极心理能量，也是推动社会不断向前发展的根本原因。其中，主要包含个人价值感、成就感和意义感。如果领导没有精神追求，心中希望实现的目标水平也会低，常常满足于低层次的需要，在声色犬马中乐此不疲，没有责任担当，不为社会和组织长远发展谋划，社会和组织的发展就会停滞，人民的希望就有可能落空。

美国著名心理学家亚伯拉罕·马斯洛（Abraham H. Maslow）长期研究人的需要，于1943年出版了《人类的动机理论》一书，提出了著名的"人类需要层次理论"。这一理论

① 安应民：《管理心理学新编》，中共中央党校出版社2008年版，第98页。

把人的需要从低到高划分为五个层次：生理需要、安全需要、归属需要、尊重需要和自我实现需要，两个类别：缺失性需要（生理需要、安全需要、归属需要）和成长性需要（尊重需要、自我实现需要）。

在马斯洛需要层次理论基础上，美国另一位心理学家克雷顿·阿尔德弗（Clayton Alderfer）提出了新的需要理论（ERG理论），他把人的需要分为生存需要、相互关系需要和成长需要三大类。

可见，人的需要是多种多样的，人们心中希望实现的目标也各不相同。饥饿的人希望是食物，冻僵的人希望是火炉，不甘堕落的人希望是成长。需要的层次性，决定了希望的多样性和动机的复杂性，从而影响人的行为的多变性。马斯洛认为，人的需要是从低级向高级发展的，当低级需要得到相对满足时，会发展到高一层次的需要。这在一定程度上揭示了人类需要发展的一般规律，但也存在一定的局限性。

在现实生活中，是缺失性需要还是成长性需要更影响人的工作积极性，不能简单下结论，此外还有一个重要的中间变量，就是每个人心中的希望是不一样的，对生活的目标追求也不同，决定了人的成就动机高低有别。

领导的成就动机因受个体内在需要、希望、目标、信念、外在环境等因素的影响而千差万别，有高有低，还不时发生变化。

把生存需要作为第一目标的领导，希望水平低，成就动机也低，缺失性需要如工资待遇没有得到满足，必然会影响工作积极性，但即使生存需要得到满足，工作的积极性也不一定能持续保持。甚至有些领导，随着工资、待遇、工作条件的改善，反而不思进取、贪图享乐、安于现状。也有的领导在角色期待等成长需要得不到满足时，降低成就动机，用缺失性需要的满足来弥补成长性需要的欠缺。如大量的"59岁现象"，在即将退休、提拔无望的情况下，大肆贪污腐败就是最好的例证。

目前，希望水平低的领导并不是个案。据人民论坛问卷调查显示："个人晋升空间和家庭生活需要仍是干部最认同的干事创业动力来源。"[①] 这就是为什么有些领导干事创业没有动力，产生不作为、慢作为现象的心理原因。

把自我价值实现作为重要目标的领导，无论是意愿的启动和维持方面，还是在路径的设计和调整方面，都始终能保持良好状态。他们的希望水平高，把"为人民服务""为社会发展"作为自己的成就动机，更看重个人价值感和成就感需要的满足。即使缺失性需要有所欠缺，他们也不会降低工作热情，对未来始终满怀希望，随时给自己和组织设置更高的目标，驱动自己奋发努力。即使遇到巨大的阻力，他们也会想方设法重新规划路径。如县委书记的好榜样焦裕禄、人民的好干部杨善洲等。

为了消除兰考县"三害"的影响，时任县委书记的焦裕禄带头去查风口，探流沙；下大雨时，他蹚着齐腰深的洪水察看水势，即便是身患肝癌，依旧忍着剧痛坚持工作，最终于1964年5月14日，因肝癌病逝。他临终前对

---

① 人民论坛"特别策划"组：《干部动力与发展活力》，《人民论坛》2018年第9期，第10页。

组织上唯一的要求，就是他死后"把我运回兰考，埋在沙堆上。活着我没有治好沙丘，死了也要看着你们把沙丘治好"。兰考县的干部群众在焦裕禄精神的鼓舞下，与自然灾害进行顽强的斗争，最终使兰考县的内涝、风沙、盐碱得到有效治理。2017年3月，兰考成为河南首个脱贫摘帽的贫困县。习近平总书记指出："焦裕禄同志离开我们45年了，但他的精神跨越时空，历久弥新，无论过去、现在还是将来，都永远是亿万人民心中的一座永不磨灭的丰碑。"①

杨善洲曾任云南省保山地委领导。在任期间，他始终坚守共产党员的精神家园，淡泊名利，两袖清风，恪尽职守、勤政为民。退休后，为了兑现自己当初"为当地群众做一点实事不要任何报酬"的承诺，主动放弃进省城安享晚年的机会，扎根大亮山，义务植树造林22年，建成面积5.6万亩，价值3亿元的林场，最终还将林场无偿上缴给国家。2011年，杨善洲被评为全国道德模范候选人，感动中国十大人物获奖者。"绿了荒山，白了头发，他志在造福百姓；老骥伏枥，意气风发，他心向未来。清廉，自上任时起；奉献，直到最后一天。六十年里的一切作为，就是为了不辜负人民的期望"是《感动中国》对杨善洲的颁奖词。

① 全国干部培训教材编审指导委员会组织编写：《全面加强党的领导和党的建设》，人民出版社、党建读物出版社2019年版，第96—97页。

（三）领导希望水平低的不良心理影响

1. 内在驱动力弱

美国心理学家艾瑞克·弗洛姆（Erich Fromm）于 1964 年出版的《工作与激励》一书中提出的期望理论认为，激励强度取决于期望值与效价的乘积。用公式表示：

$$激励强度 = 效价 \times 期望值$$

激励强度是指人们工作的努力程度。效价是指从事工作所要达到目标对个人的重要性。期望值是通过努力能否达到目标的主观判断。对一个人来说，如果目标对他不重要，而且认为即使努力也难实现目标，他努力争取实现这个目标的可能性就很小。如果领导并不把"推动社会发展""改善民生"等作为自己的希望目标，而且自我判断很难完成，他在"推动社会发展""改善民生"等工作中的意愿启动和维持动力也会相应减弱，要么敷衍应付，要么推脱责任。可见，希望水平低或希望出现偏差都会影响一个人工作的内在动力。

2. 心智缺乏灵活性

美国功能主义心理学代表威廉·詹姆斯（William James）主要研究"心智如何帮助个体生存"这一问题，功能主义心理学认为"心智活动具有某种功能，它能帮助有机体更适应其生存环境"[①]，所以，心智的主要功能就是要保持其灵活性，随时根据环境的变化而改变，进而调整自己的行为，以保证个体能更好地生存。心智灵活性是觉察和接纳个体所有经历的事情，

---

① ［英］安妮·鲁尼著，谢丽丽、徐慧芳、谢毓焕译：《极简心理学史》，中国人民大学出版社 2018 年版，第 50 页。

并按照自己的价值方向坚持或改变行动的能力（心理灵活性是接纳承诺疗法，即 ACT 疗法的核心内容和最终目标）。希望水平低的领导，路径规划单一，心智僵化，在追求目标过程中，当遇到障碍时，不会灵活调整策略，固守过去的经验、教条和设计好的路径，撞了南墙也不回头。如在执行中央路线方针政策，或完成上级下达的工作任务过程中，视角单一，不结合实际，按部就班，刻板执行。不敢大胆创新，即使成本高、效率低也不改变自己的思维、信念。同时，心智缺乏灵活性的人，面对失败，不会接纳，会深陷消极情绪或痛苦感受之中无法自拔，更难重整旗鼓，启动顽强的意志和决心去开辟新的途径，竭尽全力实现目标。

三、满怀希望，就能实现心中的梦想

罗马诗人奥维德（Publius Ovidius Naso）笔下的皮格马利翁，象征着满怀期待，倾心付出，奇迹就有可能出现。

皮格马利翁是希腊神话中的塞浦路斯国王，也是一个雕刻家。他用象牙雕刻了一座心中最完美的少女像。在夜以继日的雕刻中，皮格马利翁把自己全部的精力、热情、希望、梦想都赋予了这座雕像，并给她起名为加拉泰亚。在雕刻完成时，他不由自主地爱上了加拉泰亚。他将雕像放在卧室，每天像对待自己的妻子那样抚爱她、装扮她，并向神乞求让加拉泰亚成为自己的妻子。爱神阿芙洛狄忒被他打动，赐予雕像以生命，最终让他们结为夫妻。皮格马利翁诚恳的希望终于变成了现实。

这就是著名皮格马利翁效应的由来。如果说这只是一个神话，用以证明希望对人行为的积极影响，说服力还不够的话，那么，罗森塔尔实验却足以让人信服。

1968 年，美国心理学家罗伯特·罗森塔尔（Robert Rosenthal）和 L. 雅各布森（L. Jacobson）来到一所小学，进行实验。实验结束之后，罗森塔尔以赞许的口吻将一份"最有发展前途者"的学生名单交给了校长和相关老师，并叮嘱他们务必要保密，以免影响实验的正确性。一年以后，罗森塔尔再次来到学校，发现奇迹出现了：凡是上了名单的学生，无论是成绩、自信心，还是求知欲都有了较大的进步。最具戏剧性的是罗森塔尔坦言，他并未做任何实验，这些学生名单也是随机抽出来的。只是教师相信了心理学家的暗示，通过言行将隐含的希望传递给这些学生，并被学生消化吸收，转变成自己的目标，并由此启动了实现目标的意志、决心和行动，最终使希望变成学生积极成长的行动。[①]

后来，心理学界把皮格马利翁效应也称为罗森塔尔效应或期望效应，用来比喻人们只要满怀希望，执着努力，心中的梦想就有可能变为现实。

————————

① ［美］肖恩·埃科尔著，师冬平译：《快乐竞争力》，中国人民大学出版社 2012 年版，第 71 - 72 页。

（一）希望是领导奋发向上的动力之源

"希望作为一种积极的心理状态，在个体层面上是促进个体成长发展和绩效提升的重要因素。"①。满怀希望的领导会无限拓展成长的空间。作家金斯莱说："永远没有人力可以击退一个坚决强毅的希望。"

罗杰·罗尔斯（Roger Rolls）出生于美国纽约声名狼藉的大沙头贫民窟，这里环境肮脏、充满暴力。因此，罗杰·罗尔斯从小深受不良影响，读小学时经常逃学、打架、偷窃。一天，当他从窗台上跳下，伸着小手走向讲台时，校长皮尔·保罗（Pier Polo）将他逮个正着。出乎意料的是校长没有批评他，反而说："我一看你修长的小拇指就知道，将来你一定会是纽约州的州长。"这让罗杰·罗尔斯大吃一惊，因为在他不长的人生经历中只有奶奶让他振奋过一次，说他可以成为五吨重小船的船长。他记下了校长的话并坚信这是真实的。从那天起，"纽约州州长"就像一面旗帜成了他心中的希望。从此，罗杰·罗尔斯的衣服不再粘满泥土、言语不再肮脏难听、行动也不再拖沓漫无目的。在此后的40多年间，他一直按州长的身份要求自己的言行。51岁那年，他终于成了纽约州的州长，也是纽约州第一位黑人州长。他在就职演讲时说："信念或希望是不值钱的。它有时甚至是一个善意的欺骗，然而你一直坚持下去，

---

① 滕川：《希望与生命意义、目标定向的关系研究》，南京师范大学2013年，第2页。

它就会迅速升值。"①

尼采（Friedrieh Nietzsche）说："强烈的希望是人生中比任何欢乐更大的兴奋剂。"满怀希望的人，即使身陷困境，看不到一点亮光，也能凭着感觉，认准正确的方向，走向光辉的未来。

希尔顿（Komrad N. Hilton）是个孤儿，年幼时又正遇到美国历史上最严重的经济大萧条，他只好四处流浪，靠乞讨为生。一次，希尔顿流浪到一座城市，接连几个晚上，他都躲在一间大饭店门廊的角落里过夜。有一天夜里，熟睡的希尔顿被饭店的门童踢醒，并被人扔到雪地里，还对他大声辱骂："你这个又脏又下贱的乞丐怎么可以待在这里过夜，简直就是给我们丢人。"希尔顿倍感屈辱，指着对方大声说道："等着瞧，早晚有一天，我会开一家比你们饭店更大、更豪华的酒店。"不想却招来门童嘲讽的笑声，这更激起了希尔顿奋斗的决心。之后，希尔顿历尽艰辛，找到了一家愿意雇用童工的工厂，他拼命工作，并把自己赚的每一分钱存起来。数年之后，希尔顿创立了一家以自己的名字命名的"希尔顿酒店"。如今，希尔顿酒店已成为遍布世界的知名品牌酒店。②

正因为希尔顿对自己的未来充满了希望，即使一无所有，

---

① 邱庆剑、黄雪丽主编：《转折：100 位名人改变命运的故事》，中国经济出版社 2005 年版，第 56－59 页。

② 翟文明：《小故事大道理》，中国华侨出版社 2010 年版，第 100 页。

无依无靠，也能看到自己光明的前景，找到人生的方向，创造他人不敢想的辉煌业绩。

（二）有希望的领导才会不满现状，开拓进取

弗雷德·路桑斯（Luthans. F.）在《心理资本》一书中认为，具有高希望水平的领导，主要有六个方面的特征：一是心中有明确而高远的目标；二是有实现目标的坚强决心；三是有实现目标的清晰路径；四是给追随者带来希望；五是在实现目标过程中心智的灵活性；六是希望不会止步，而是螺旋上升。

毛泽东就是高希望水平的卓越领导，在他身上，集中体现了以上六个方面的特征。

一是心中的目标明确而高远。而且这个目标不是个人的，而是更多人的共同目标，并能激励更多的人为之奋斗。如早在"1918 年，毛泽东等人创办的新民学会，开始只是以'革新学术'为宗旨，1920 年后提升为'改造新中国和世界'为宗旨，并明确了自己的奋斗目标：'将中国推进到社会主义和共产主义社会去，这是确定的和毫无疑义的。我们党的名称和我们的马克思主义宇宙观，明确地指明了这个将来的、无限光明的、无限美妙的最高理想'。"①

二是有实现目标的坚强决心。毛泽东比较赞赏《西游记》中的唐僧，尽管遭受九九八十一难，依然百折不回，初心不改，一心一意到西天取经的坚强意志。正因为实现目标的决心坚强，所以才无所畏惧，咬定青山不放松。早在 1919 年 7 月毛泽东在《湘江评论》创刊词中，就号召劳苦大众："什么都不

---

① 刘峰：《领导哲学》，国家行政学院出版社 2015 年版，第 129 页。

要怕。天不要怕，鬼不要怕，死人不要怕，官僚不要怕，军阀不要怕，资本家不要怕"①

　　三是心中有实现目标的清晰路径。在1938年抗日战争开始不久，毛泽东为了批评"亡国论"和"速胜论"两种错误的观点，根据中日双方条件对比及战争变化趋势，写成了《论持久战》这一经典著作，清晰描述了实现抗日战争胜利的路径："第一阶段是'敌之战略进攻，我之战略防御'，第二阶段是'敌之战略保守，我之战略反攻'，第三阶段是'敌之战略退却，我之战略反攻'。正如毛泽东自己说，路要一步一步地走，饭要一口一口地吃，仗要一个一个地打，这场战争只有经过持续的量的积累，使敌我双方的力量对比发生有利于我方的渐变，继之而起的是总体态势的突变，并据此得出"中国必胜"的结论。②

　　四是善于设置共同目标，给追随者带来希望。"领导是影响人们自动为实现团体目标而努力的一种行为。"③为此，领导必须要明确努力的方向，构建共同愿景，选定共同的目标，才能给追随者带来希望。我们党之所以取得中国革命的最后胜利，是因为毛泽东等革命领导人，善于设置共同目标，关心群众的心理需求，给群众带来希望，争取群众的最大支持。毛泽东在《为人民服务》一文中说："我们都是来自五湖四海，为了一个共同的目标，走到一起来了"④"要得到群众的拥护……就得发动群众的积极性，就得关心群众的痛痒，就得真心实意

①　刘峰：《领导哲学》，国家行政学院出版社2015年版，第154页。
②　刘峰：《领导哲学》，国家行政学院出版社2015年版，第50页。
③　新玉言：《艺术领导力》，国家行政学院出版社2013年版，第1页。
④　《毛泽东著作选读》（下册），人民出版社1986年版，第588页。

地为群众谋利益，解决群众的生产和生活问题。"①

五是在实现目标过程中心智的灵活性。能在艰难困苦中不放弃努力，不墨守成规，不故步自封，带领追随者勇敢闯出新路。如毛泽东著名的游击战术，"打得赢就打，打不赢就走"。在红军长征途中"四渡赤水"，就采取了迂回穿插、虚实结合、声东击西的灵活战术，这些都充分体现了毛泽东心智的灵活性。不固守战前部署，而是根据实际情况机动调整，灵活应变，才使红军最终跳出敌人的包围圈，胜利北上，实现战略转移的目标。

六是希望不会止步，而是螺旋上升。当目标实现时，高希望水平的领导不会停留在原地，而是从中获得新的动力，带领团队向更高目标发起冲击，让希望螺旋上升。如1949年10月1日，毛泽东在天安门城楼上庄严宣布：中国人民从此站起来了。"我们能够学会我们原来不懂的东西。我们不但善于破坏一个旧世界，我们还将善于建设一个新世界。"②。新中国成立后，面对国家和人民穷困不堪的局面，毛泽东说："一张白纸，没有负担，好写最新最美的文字，好画最新最美的画图。"③

希望是方向，希望也是力量。正因为毛泽东对实现民族独立、人民解放的目标，社会主义和共产主义的理想充满希望，才能始终保持昂扬的斗争精神，无论历经多少磨难和困苦，依然顽强执着，矢志不渝，最终带领中国人民取得了新民主主义革命的胜利，继而建立了社会主义制度，为当代中国一切发展

---

① 《毛泽东选集》（第1卷），人民出版社1991年版，第138－139页。
② 《毛泽东选集》（第4卷），人民出版社1991年版，第1439页。
③ 《毛泽东著作选读》（下册），人民出版社1986年版，第381页。

进步奠定了根本政治前提和制度基础。所以邓小平曾说："回想在一九二七年革命失败后，如果没有毛泽东同志的卓越领导，中国革命有极大的可能到现在还没有胜利，那样，中国各族人民就还处在帝国主义、封建主义、官僚资本主义的反动统治之下，我们党就还在黑暗中苦斗。"①

（三）领导怎样才能点燃职工的希望，为组织充电续航

弗雷德·路桑斯（Luthans. F.）指出："领导者和管理者需要推动组织不断前进，而支撑这种发展的因素就是希望。"② 领导怎样才能点燃职工的希望？

1. 领导者自己要满怀希望

因为充满希望的领导者心中不仅有明确而高远的目标、实现目标的坚强决心和可靠的路径规划，而且支持下属自我设定目标，鼓励下属提出创新发展思路，让下属在工作中获得更多的掌控感和成就感，从而进一步激发下属的希望。"充满希望的管理者所拥有的能量和决心，能够传染给他们的下属，激励他们获得更高的绩效。"③

2. 用组织共同的愿景激活员工的希望

有人说，希望的种子，只有撒在奋斗的土地上时才可发芽。将组织共同的目标、信念和核心价值观根植于追随者心里，才能点燃下属的希望，增强组织稳定而持久动力。

---

① 《邓小平文选》（第2卷），人民出版社2010年版，第148页。

② ［美］弗雷德·路桑斯著，李超平译：《心理资本》，中国轻工业出版社2008年版，第66页。

③ ［美］弗雷德·路桑斯著，李超平译：《心理资本》，中国轻工业出版社2008年版，第66页。

美国耶鲁大学管理学家哈罗德·孔茨（Harold Koontz）等认为"领导的本质就是被领导者的追随服从。换言之，正是一般人具有乐于追随服从的意愿，从而使某些人能够成为领导者。"[①] 优秀的领导者之所以有人追随服从，就在于他们不仅能认识追随者的真正需要和自己高远目标，还善于将二者整合为共同的愿景，形成组织共同的目标信念和核心价值观，以增强追随者对自己和组织的希望感、爱岗敬业的精神，形成推动组织前进的力量。

美国著名企业家雷·克洛克（Ray Kroc），从麦当劳兄弟手中接管快餐特许权时，店面并不大，但经过20年的努力，最后却将其发展成全球最有影响的快餐集团。雷·克洛克在1977年出版的自传中，描述了他创业的传奇故事."那时我52岁，有糖尿病和关节炎，切除了胆囊和甲状腺的大部分。可我仍然深信，美好的日子就在前方。"他之所以取得成功，不仅在于他本身是一个高希望水平的管理者，同时，他还善于将自己成功的希望与消费者的需求进行整合，变为麦当劳员工的共同目标和信念，即"成为世界上最快、最好的餐厅"，并在这一目标信念指引下，通过与企业员工共同努力，不断改革创新，麦当劳最终成为遍布全球，以快捷优质著称的快餐店。雷·克洛克也成为美国家喻户晓的人物，他的创业精神激励着一代又一代梦想成功的人。

---

① ［美］哈罗德·孔茨、西里尔·奥唐奈著，中国人民大学译：《管理学》，贵州人民出版社1982年版，第681页。

阿里巴巴的创始人马云认为："领导力的要诀是：要让你的员工为大家的共同目标和价值观打工，而不是为你打工。"[1]所以，阿里巴巴对员工的考核不仅仅只有业绩，还包括对员工价值观的考核。如"客户第一，站在客户的立场思考问题，在坚持原则的基础上，最终达到客户和公司都满意""积极正面地影响团队，改善团队士气和氛围""突破自我，迎接变化""在工作中有前瞻性，建立新方法、新思路""永不言弃，乐观向上，不断设定更高的目标"[2] 等，都是阿里巴巴考核员工的核心价值观。在某种程度上，人员构成的纯粹性，是阿里巴巴发展壮大的根本原因。一个为希望和理想而奋斗的团队，它前进的步伐，是任何力量都无法阻挡的。

可见，领导要把一个组织打造成为共同目标、信念而拼搏的群体，不仅要自己对组织的未来满怀希望。与此同时，还要让职工怀着使命感和责任感投入工作，而不只是为了挣钱，点燃职工的希望，从而持续增强组织的竞争力，引领团队走向未来。

（四）测测你的希望水平

Herth 希望量表

以下 12 个条目是关于生活的态度及信念方面的调查，每个

---

[1]　舒绍福：《文化领导力》，国家行政学院出版社 2015 年版，第 17 页。

[2]　舒绍福：《文化领导力》，国家行政学院出版社 2015 年版，第 18—19 页。

条目分为 4 个等级。

1. 我用积极的态度对待生活：

A. 非常不符合我　　　B. 大部分不符合我

C. 大部分符合我　　　D. 非常符合我

2. 我对生活有短期、中期、长期的目标：

A. 非常不符合我　　　B. 大部分不符合我

C. 大部分符合我　　　D. 非常符合我

3. 我觉得自己非常孤单：

A. 非常不符合我　　　B. 大部分不符合我

C. 大部分符合我　　　D. 非常符合我

4. 即使目前处境艰难，我仍能看到光明：

A. 非常不符合我　　　B. 大部分不符合我

C. 大部分符合我　　　D. 非常符合我

5. 我对做好工作充满信心：

A. 非常不符合我　　　B. 大部分不符合我

C. 大部分符合我　　　D. 非常符合我

6. 我对未来感到害怕（反向计分）：

A. 非常不符合我　　　B. 大部分不符合我

C. 大部分符合我　　　D. 非常符合我

7. 我经常回忆起以前的快乐时光：

A. 非常不符合我　　　B. 大部分不符合我

C. 大部分符合我　　　D. 非常符合我

8. 我感到我有力量战胜困难：

A. 非常不符合我　　　B. 大部分不符合我

C. 大部分符合我　　　D. 非常符合我

9. 我能给予别人关怀，同时也能接受别人的爱：

A. 非常不符合我　　　B. 大部分不符合我

C. 大部分符合我　　　D. 非常符合我

10. 我相信只要采取积极的态度和行为，生活工作都会越来越好：

A. 非常不符合我　　　B. 大部分不符合我

C. 大部分符合我　　　D. 非常符合我

11. 我相信只要努力地去做，在工作中每天都能发挥自己应有的作用：

A. 非常不符合我　　　B. 大部分不符合我

C. 大部分符合我　　　D. 非常符合我

12. 我觉得我的生活过程有价值、有意义，很充实：

A. 非常不符合我　　　B. 大部分不符合我

C. 大部分符合我　　　D. 非常符合我

计分方式：

A = 1 分　　B = 2 分　　C = 3 分　　D = 4 分

注：第 6 题反向计分，即 A = 4 分　　B = 3 分　　C = 2 分　D = 1 分

希望水平低：12 ~ 23 分；

希望水平中等：24 ~ 35 分；

希望水平高：36 ~ 48 分；

成人素质希望量表（ADHS）

1. 我能想出许多途径和方法来使自己摆脱陷入的困境：

A. 非常不符合我　　　B. 大部分不符合我

C. 大部分符合我　　　D. 非常符合我

2. 我总是不知疲倦地追求我的目标：

A. 非常不符合我   B. 大部分不符合我

C. 大部分符合我   D. 非常符合我

3. 我大多数时候感到很累：

A. 非常不符合我   B. 大部分不符合我

C. 大部分符合我   D. 非常符合我

4. 任何问题总会有许多解决的途径和办法：

A. 非常不符合我   B. 大部分不符合我

C. 大部分符合我   D. 非常符合我

5. 我容易在争论中被击败：

A. 非常不符合我   B. 大部分不符合我

C. 大部分符合我   D. 非常符合我

6. 我总是能想出很多途径和办法来处理我生命中重要的事情：

A. 非常不符合我   B. 大部分不符合我

C. 大部分符合我   D. 非常符合我

7. 我担心我的身体健康：

A. 非常不符合我   B. 大部分不符合我

C. 大部分符合我   D. 非常符合我

8. 即使当别人都泄气时，我也知道我能找到解决问题的途径：

A. 非常不符合我   B. 大部分不符合我

C. 大部分符合我   D. 非常符合我

9. 我过去的经历已为我的将来做好了充分准备：

A. 非常不符合我   B. 大部分不符合我

C. 大部分符合我   D. 非常符合我

10. 我的生活一直很成功：

A. 非常不符合我　　　B. 大部分不符合我

C. 大部分符合我　　　D. 非常符合我

11. 我经常发现我自己对有些事担心：

A. 非常不符合我　　　B. 大部分不符合我

C. 大部分符合我　　　D. 非常符合我

12. 我实现了我为自己设定的目标：

A. 非常不符合我　　　B. 大部分不符合我

C. 大部分符合我　　　D. 非常符合我

计分方式：

A＝1分　　B＝2分　　C＝3分　　D＝4分

路径思维：1、4、6、8题。

计分标准：13～16分高　8～12分中等　4～7分一般　1～3分低

动力思维：2、9、10、12题。

计分标准：13～16分高　8～12分中等　4～7分一般　1～3分低

干扰题（不计分）：3、5、7、11。

四、领导提高希望水平的路径与方法

作为心理资本的重要成分，希望是一种积极的认知和思考状态。大量的研究证明，希望也是可以开发和培养的状态类个性心理优势。要提高领导的希望水平，既需要自身努力，也离不开组织的培养。

（一）领导希望水平的自我修炼方法

1. 目标坚定，希望就在前头

目标明确。人生没有目标就没有努力的方向，没有目标也就没有动力之源。詹姆斯·艾伦（Jzmes Allen's）说："无论在物质世界还是精神世界里，对目标的坚定是所有努力的根源。"[①] 有些人今天之所以有所成就，是因为过去为自己设定了成功目标，并为之努力；而有些人今天之所以一事无成，也是因为过去没有为自己预设目标，或者即使设定了目标，却没有为之付出努力。美国著名成功学家拿破仑·希尔（Napdeon Hill）先后对全世界 1.6 万多名成功人士进行分析研究，最后写成了八卷本《成功规律》一书。他认为，没有目标，任何人都无法成功。设定明确的目标，是所有成功的出发点。"那些98％的人之所以失败的原因，就在于他们从来都没有设定明确的目标，从来没有踏出他们人生的第一步。"[②]

王惠忠于 2011 年 12 月调任内蒙古自治区杭锦后旗委书记，面对基础差，生产方式落后，农民增收困难的现状，从上任开始，用一年多的时间，深入实际调查研究，与领导班子一起确立了全旗发展目标：发挥家畜产品优势，围绕生产夯实基础，围绕加工强龙头产业，围绕输出创品牌，坚定不移走绿色生态发展路子。目标明确后，王

---

① 黄晓林：《北大心理学课》，北京联合出版公司 2015 年版，第 332 页。
② 丁向阳：《成功学读本》，中国人事出版社 2007 年版，第 5 页。

惠忠身先士卒，明确责任，在引进项目、培育企业、沟通农户上下功夫，把主要精力用在打基础、利长远、促发展上。正是在明确目标的引领下，加上干部群众不懈努力，成功探索出"农民+专业合作社+龙头企业"的利益联接机制，实现了全旗所有产业都有龙头带动，所有龙头企业都有基地支撑，90%的农户参与产业化经营，实现了全旗城乡居民人均收入连续3年保持两位数增长的可喜效果。王惠忠也被列入2015年中央组织组部表彰的优秀县委书记名单。①

可见，领导在工作中要有所作为，确定目标是第一步。有了明确的目标，就找到了工作的着力点，领导才能调动资源，汇集力量，明晰思路。

领导确定目标，需要注意以下几点：一是领导要把自己的目标与组织的目标有机结合；二是目标设置要有适当挑战性；三是目标设置要具体明确。

2. 勇于开始，就有希望

亚里士多德（Aristotle）说："要成为优秀的人，我们不能只有优秀的想法或者优秀的感觉，我们必须有优秀的行动。"每当新年的钟声响起，我们当中的许多人都会有或多或少的悔恨，年初的计划还来不及完成，新的一年又开始了。作为职场人，年初写工作计划是必不可少的，但每到年底，真正完成计划的又有多少呢？据"《纽约时报》报道，实际上多达80%的

---

① 中共中央组织部干部二局编：《郡县治　天下安——全国优秀县委书记风采》，党建读物出版社2015年版，第66–67页。

人都未履行新年的决心"①，领导也不例外，常常是"说起来容易做起来难"，做长远规划和工作计划时雄心勃勃，群众看了也心潮澎湃。但在落实过程中却不断降低标准，有些地方领导不惜通过地方各级人民代表大会调低规划或计划指标，使得结果与当初的规划或计划产生较大的出入。这不排除客观原因的影响，但根源还在于有些领导只有优秀的想法，缺乏优秀的行动。那么，是什么阻碍了我们的行动？是人类避难趋易的本性。我们常常被那些既容易又舒适，或者已经习惯了的事情深深地吸引，无法把主要精力和时间用在重要又费劲的事情上。

领导之所以会出现"说起来容易做起来难"的现象，是因为相比较而言，"说"比"做"消耗的心理能量更少。做，需要行动，意味着要付出更多的努力、精力和时间，需要整合各种资源，还要承担相应的风险。而每个人都有惰性，在潜意识中都会避重就轻，自动回避需要消耗能量多的工作，所以行动总是很困难。要克服这一心理，有效的方法是：抓住"每日的'关键 20 秒'将坏习惯从阻力最小的路上移开，将最想要的行为和结果置于阻力最小的路上"②，"关键 20 秒"主要指做某件事时开头的关键时刻。没有开始就没有后来的过程，也没有最终的结果。无论是难事还是易事，好事还是坏事都如此。如看电视是既舒适、消耗能量又低的坏习惯，为了减少这一习惯对重要行动的影响，最好将电视遥控器放到卧室，把电池取出放到另一个房间，增加看电视的阻力。这样一来，要看电视就要

---

① ［美］肖恩·埃科尔著，师冬平译：《快乐竞争力》，中国人民大学出版社 2012 年版，第 137 页。

② ［美］肖恩·埃科尔著，师冬平译：《快乐竞争力》，中国人民大学出版社 2012 年版，第 150 页。

花费不止 20 秒的时间去找遥控器，人们往往嫌麻烦而放弃。对于重要而必须做的事情要设法减少行动的阻力。如需要审阅的材料放在办公桌最显眼、最顺手的位置，只要坐下来，无需 20 秒就可以开始阅读，最大限度减少阻力。"关键 20 秒"也是减少拖延、立即行动的策略。比如在没有暖气的冬天，很多人都不愿离开温暖的被窝，起床就成了一件很痛苦的事情，常常拖到最后一刻。如果头天晚上把要穿的衣服放在床边，就能减少起床的阻力。当起床的闹铃一响，只要从床上坐起来，穿上第一件衣服，克服 20 秒的痛苦，就能按时起床了。"关键 20 秒"只是一个比喻（有些事情的启动就不止 20 秒），说明再难的事情都要有一个开头，才能循序渐进地推进。常言说得好，万事开头难。做任何事情，只要有了开头，就有可能顺理成章地做下去，目标也会水到渠成得以实现。

领导要勇于开始行动，一是要给各种诱惑或坏习惯增加启动能量。领导工作繁杂，在实施规划过程中，很容易被各种琐事干扰，包括手机、电话、网络、无关紧要的会议等。事实证明，在其开始时利用好 20 秒的启动时间，就会大大减少这些因素对工作的干扰。如将电话置于旁边秘书办公室，手机放在看得见却够不着的地方，工作电脑安装防火墙，不让新闻广告随时跳出来干扰，无关紧要的会议由下属参加等。二是给必须做的紧要工作，如实施规划、急需处理的文件等减少启动能量。如实施规划需要研究的材料、急需处理的文件放在办公桌中间，把最需要沟通协调的电话号码放在最显眼的位置，只要坐下来就能投入工作，减少启动能量。对必需召开的会议、需要现场检查指导的工作安排在最近的时间，说做就做，把启动能量降到最低，减少拖延。可见，利用好"每日关键 20 秒"，我们就会看到自己积极的变化，养成勇于行动的好习惯，希望的目标更容易顺利实现。

3. 珍惜时间，你就超越了凡人

"著名心理学家斯考沃茨（Skau Watts）博士曾做过一个深度的调研，在调查中发现，无论是平民百姓还是富家子弟，他们在赢得成功方面都有一个共同特点，即怀抱梦想或拥有成功意念的人最终会取得成功。"①

生活中的常识告诉我们，怀抱梦想或者有强烈内在成就动机的人，头脑中会反复出现成功的意念，总是能驱使自己采取积极行动，全身心投入其中，充分激活内在的潜能，让自己不断努力。这样的人不会轻易把时间浪费在无关的事情上，而是集中精力和时间于自己的目标，经过日积月累，成功自然会降临。歌德（Johonn Wolfgang von Goethe）说："把时间用得节省些，我很可能就把最珍贵的金刚石拿到手。"

　　齐瓦勃（Ziwab）是美国伯利恒钢铁公司的创立者。他出生于美国乡村，所受教育很少。但他雄心勃勃，坚信自己一定能做成大事。齐瓦勃只有18岁，在卡内基一个建筑工地打工时，就下定决心要做公司最优秀的员工。为此，无论白天还是夜晚，只要有休息的间隙，当工友们在一起闲聊、娱乐时，他都会躲在一个角落认真读书。一天，到工地检查工作的公司经理正好看到这一幕，问他为什么要这样刻苦学习？齐瓦勃说："公司并不缺少打工的人，缺少的是既有经验，又有专业知识的管理者或技术人

---

① 黄晓林：《北大心理课》，北京联合出版公司2015年版，第332页。

员,不是吗?"他正是抱着这样的信念,最大限度地利用空闲时间,坚持不懈地学习,使他一步步从普通工人成长为总工程师、总经理、卡内基钢铁公司董事长。最后他创办了自己的大型伯利恒钢铁公司。

4. 养成好习惯,希望就会实现

哈佛大学心理学家威廉·詹姆斯认为:"人是习惯的集合,习惯是人的第二本性。"习惯塑造了人的行为、生活模式,也塑造了人存在的模样。习惯是自动化,无需意识支配,是消耗心理能量最低的行为。所以,习惯了的行为是最容易坚持,也是效率最高的。威廉·詹姆斯认为只要"日常努力"就能养成良好的习惯。人的大脑内部是由无数神经元相互联系在一起的,我们从事某一特定活动越多,大脑中相应的神经元之间形成的联结就越多、越牢固,信息在其间的流动也越快,从而形成我们自发的思想和行为的习惯,即第二天性。行为心理学认为,一个人的行为或想法,重复21天就会变成一个新的习惯,心理学上称之为"21天效应"。作为领导,要实现希望的目标,需要日常努力,养成良好的行为习惯。

《晋书·祖逖传》记述:晋代的祖逖小时候是个不读书的淘气包。进入青年,他意识到自己知识的贫乏,深感不读书无以报国,于是就发奋读起书来。他广泛阅读书籍,汲取了丰富的知识,学问大有长进。当他成年时,有人推荐他去做官,他没答应,仍努力读书。后来,祖逖和好友刘琨一同担任司州主簿。他与刘琨感情深厚,不仅常常同床而卧,而且还有着共同的理想:成为国家的栋梁之材。一次，半夜祖逖在梦中听到鸡鸣声，他把刘琨叫醒，对他说："咱们以后听见鸡叫就起床练剑，如何？"刘琨同意了。于是他们养成了每天鸡叫后就起床练剑的习惯，年复一年，从未间断。经过长期的刻苦学习和训练，他们终于成为能文能武的全才，受到帝王的欣赏。祖逖被封为镇西将军，刘琨做了都督，实现了他们报国的愿望。这就是"闻鸡起舞"典故的由来。

（二）组织支持领导才能收获希望

1. 合理有效的设置目标

弗雷德·路桑斯（Luthans. F.）指出："合适的目标设置不仅会影响一个人的动机水平、做出的选择、努力和坚持不懈的程度，也会影响他为实现目标而寻找创造性途径的意愿和能力，即希望中的途径。"① 可见，合理设置目标，是有效提高领导希望水平的重要办法。组织如何合理设置目标？一是组织要尽量增加领导的自主权，扩大目标自我设置权限，增强领导实现希望的动机水平，即实现目标的决心；二是设置明确又有一定挑战性的目标，有效激发领导潜能；三是组织为领导设置目标时，要尽可能与领导共同讨论，或者加强宣传解释，尽可能让组织设置的目标内化为领导认同的期望；四是将长远目标分解为近期、中期、长期目标。将困难的目标分解成一个个小目标，从易到难进行排序，分步实施，不断增加领导的成就感，

---

① ［美］弗雷德·路桑斯著，李超平译：《心理资本》，中国轻工业出版社 2008 年版，第 62 页。

为实施下一个目标增加动因和信心，让领导自觉自愿努力去实现目标。

2. 广泛深入的决策参与

大量的研究表明，在实施目标过程中，加强上下沟通，共同决策，一起探索实现目标的途径、方法、资源利用等问题，会有效提高团队成员工作绩效、工作满意度、对组织的承诺、投入工作的状态、对目标的认同等，从而有效提高组织成员的希望水平。"参与在提高绩效方面的作用，不仅体现在情绪与动机方面，而且对个体的认知过程也会产生影响。它能让个体去分析和思考，把看似不可能的事情变成可能。"①

3. 科学合理的奖励机制

科学的奖励机制是提高组织绩效和竞争力的重要手段，也是提升领导希望水平的重要方法。如对积极主动设置挑战性目标、为实现目标坚持不懈地努力、想方设法创新实现目标的方法和途径、为组织实现长远目标做出贡献的领导进行奖励，对维持领导工作动机，持续增强组织活力，激发领导积极主动创新发展思路，努力完成更高挑战性目标，具有重要影响。

4. 全方位的积极支持

今天的组织要面对各种不确定因素，挑战和竞争也日趋激烈，任何领导都需要有效的支持，仅凭意愿和决心是无法完成挑战性目标的。中低层领导更需要自上而下的支持，否则失败和绝望的可能性就会增加。"没有高层的支持，无论中层领导

---

① ［美］弗雷德·路桑斯著，李超平译：《心理资本》，中国轻工业出版社 2008 年版，第 63 页。

者和员工拥有多大的意志力和路径力，重要的目标都很少能实现。"[1] 在今天的时代背景下，自上而下的支持，既包括人力、物力、财力的支持，也包含智力、精神、政策、制度等全方位的支持，如注重人岗匹配、撤换不善支持下属的上司、组织与希望相关的培训、减少官僚主义和形式主义（少一些可有可无的会议、检查、考核等）等。这些支持都能营造良好的干事创业的环境，让中下层领导能专注地投入工作，更出色地实现目标，在实际成效中让希望螺旋上升。

五、领导要防止掉入希望的陷阱

希望是实现组织目标和个人成长进步必不可少的积极心理资源。领导在努力提高希望水平的同时，也要注意防止掉入希望的陷阱。

1. 不切实际的希望会误事

真理与谬误只有一墙之隔。毫无疑问，领导希望水平高，在不断追求目标过程中，会有效增强组织的生机与活力。但领导希望过高，好大喜功，为组织设置不切实际的目标，也会好心办坏事。一是浪费人力、物力和财力；二是会挫伤下属的希望水平，降低群众对领导能力的信任度；三是错过组织发展机会；四是影响组织长远发展。不切实际的目标主要有：过高的目标，即使通过努力，也无法实现；不值的目标，如通过调用

---

[1]　［美］弗雷德·路桑斯著，李超平译：《心理资本》，中国轻工业出版社 2008 年版，第 64 页。

全部资源，不惜破坏资源环境，甚至超出偿还能力的大量举债，去争取实现的目标。这样的目标只有表面效果，没有长远实际功效。如许多领导热衷的大量形象工程、政绩工程和面子工程，就是不切实际的希望造成的。所以，领导在提高希望水平，追求目标和选择路径过程中，要注重可行性、有效性分析。

2. 不做"欲望的囚徒"，方能成大事

领导只有挣脱小我的羁绊，将个人希望融入组织目标和公众的期望，才能把个人理想整合成推动社会进步的磅礴力量。如毛泽东将自己救国救民的理想情怀与中国共产党的组织目标——二大通过的最高纲领：实现共产主义；最低纲领：消除内乱，打倒军阀，建立国内和平；推翻国际帝国主义的压迫，达到中华民族的完全独立；统一中国为真正的民主共和国——和旧中国千百万工农大众期望实现和平安宁、不挨冻受饿的生活目标有机结合，把建立没有剥削、没有压迫、人人平等的社会主义和共产主义理想社会作为自己的人生目标，给广大人民群众带来希望，从而激发起无数革命先烈为之抛头颅、洒热血，前仆后继为之奋斗，最终建立了新中国，毛泽东也成为一代伟人。

今天的领导要提高希望水平，必须超越个人的欲望。被欲望束缚的领导不仅难成大事，还会堕入万丈深渊。因为领导手中都掌握着一定的权力，如不能很好平衡个人目标、组织目标和公众目标的关系，或者被个人欲望裹挟，把个人目标置于组织目标和公众目标之上，就会不择手段，不顾环境资源付出的代价，在引项目、做决策中必然会犯错误，甚至为了一己之利，不惜牺牲党和人民的利益，大搞钱权交易，走入犯罪的深渊。从近年来查处的大量腐败案件可以看出，绝大多数涉案人员都是贪欲过大，为实现个人目标，置组织和人民的目标于不顾所致。

3. 学会享受过程，收获会更多

领导要提高希望水平，既要活在当下，也要乐在当下。把过程和结果有机结合，才能充分发挥潜能，实现既达到目标，又能充分享受过程的最佳效果。眼中只有目标、没有过程，太看重结果的领导，常常喜欢争强好胜，在带领组织实现目标过程中，如遇到困难和阻力时，就容易出现各种不良状况：一是情绪容易出现焦虑、急躁，既降低自己的幸福指数，也找不到实现目标的更好路径；二是不能很好地与他人合作，影响同事及下属的希望水平，从而阻碍目标的实现。所以，领导要把追求目标的过程，作为体验内在向上的力量，感受成长快乐的过程，奋发向上，积极有为，并乐在其中。

★提升领导干部素质 ★加强党员干部修养 另配文章资讯、智能阅读向导

第四章

领导的心理免疫力
——乐观

为什么有些领导每天都开开心心，而有些领导却时常眉头紧锁？为什么有些领导总喜欢抱怨和指责，而有些领导却总能平和应对不如意？为什么有些领导欢迎变革、竞争和挑战的环境，而有些领导却对此深感焦虑、惊恐，甚至抑郁？领导怎样才能把心中的悲苦驱离，接受过去的不如意，感恩现在的美好，抓住未来的机遇，从容面对生活的苦乐悲欢？

答案是：活出乐观的自己。

一、领导"不快乐"的困境及其背后的心理真相

悲观的人说，地平线是看得到，却永远走不到的地方；乐观的人却说，地平线是启明星，它告诉我们曙光就在前边。

悲观的人说，风是浪的帮凶，能把人埋葬在大海深处；乐观的人却说，风是帆的伙伴，能把人送到心中的彼岸。

悲观的人说，生命如花，美丽是暂时的，开败了也就没有了；乐观的人却说，生命如花，花开过后会留下甘甜的果实。

悲观的人说，春雨过后，野草会疯长；乐观的人却说，春雨过后百花会开得更艳。

给悲观者一片荒山，他会用来修一片坟场；给乐观者一片荒山，他会用来种满鲜花和果树。

酒鬼父亲两个儿子的不同命运：

美国曾有一对双胞胎兄弟，母亲在他们很小的时候就不幸病逝，留下他俩与酒鬼父亲一同生活。父亲整日酗

酒，对两兄弟不管不问。但是数年之后，这两兄弟却有着完全不同的人生。哥哥成了当地知名的大律师，而弟弟承袭了父亲嗜酒如命的习惯，变成了一个十足的酒鬼。这件事引起了当地媒体的关注，于是记者决定采访这两兄弟。当记者分别采访哥哥和弟弟的时候，他们的回答却截然不同。哥哥："我有什么办法，谁让我有一个酒鬼父亲，所以我只能靠我自己努力。"弟弟："我有什么办法，谁让我有一个酒鬼父亲，所以我只能这样。"

以上故事告诉我们，一个人的心态如何，是积极还是消极，是悲观还是乐观，不是由遇到的是好事还是坏事决定，而是取决于你怎样看待这些事，即是由人的认知加工系统决定的。对问题的不同看法，会影响一个人是否相信努力的作用，是否相信能掌控自己的命运，从而产生不同的情绪感受和不同的应对方式，最终决定一个人是成功还是失败。

笔者的一个学生曾在课堂上分享了他的成长故事。他说自己父亲是一个没有责任心的人，在他很小的时候就与他母亲离婚，之后从未过问他的成长，也从未尽过任何做父亲的责任。所以，他从小就告诉自己，一定要成为最好的丈夫、最好的父亲，做个顶天立地的男子汉。如今，他已成了两个孩子的父亲，他说无论自己如何辛苦，也要经营一个幸福的家，努力陪伴孩子长大。在他第二个孩子刚出生几天就得了重病，医生告诉他很难治愈时，他整个人都快崩溃了，他不吃不喝，日夜守候在重症病儿监护室，用棉签给孩子润嘴，不停地呼唤孩子。第四天，他的孩子奇迹般地转危为安。现在他不仅认真履行做好丈夫、好父亲的诺言，还坚持做公益，为大山里的贫困孩子筹款筹物，每到寒冬季节，都会亲自驾车，翻山越岭，把冬衣棉被送到孩子们手上。

可见，乐观心态是一种真实的力量，是助力成功的燃料。马丁·塞利格曼、巴巴拉·弗雷德里克森等积极心理学家，通过大量的实证研究证明了这一点。乐观的人更健康、更长寿，也更快乐、更幸福；乐观的人更有亲和力和合作精神，人际关系更好；乐观的人思维更具拓展性，工作绩效更高；乐观的人更有事业心和责任感，敢于挑战困难，开拓进取。所以，乐观的人更容易成功。

可见，肩负重任的领导，要有所作为，保持乐观心态是必不可少的。然而，在物质丰饶的今天，精神的愉悦却变成人类的难题，乐观似乎常常与领导若即若离，而悲观、哀叹却无处不在，有时候"烦"和"累"成为领导的情绪常态。

（一）领导心态悲观的主要表现

1. 悲观无助，工作被动

悲观心态的领导由于对自己能力没有自信，工作中精神状态不佳，缺乏热情，对创新提不起兴趣；对上级安排的任务，力求被动完成，不敢主动创新变革。对取得的成绩，不能正确归因，难以转化为积极向上的动力；看不到自己的力量，不敢设置更高的目标，也不会严格要求自己，得过且过混日子。面对突发事件，悲观无助，行动迟缓，听之任之。

2018 年，四川成都通报 10 起不作为及"懒散拖"问题典型案件。其中成都青白江区水务局在 2018 年 7 月 11 日，面对突如其来的大暴雨，责任人不认真履行职责，平时对防汛设施不管护，听之任之，暴雨来临时行动迟缓，造成严重不良影响。①

2. 害怕变革，不敢挑战

悲观心态的领导，对曾经失败的经验耿耿于怀，对未来缺乏良好预期。面对变革，感觉前途渺茫，无所适从，焦虑担忧；面对挑战性任务，总想着最坏的结果，不敢迎难而上，主动挑战作为，整天担惊受怕，想不出办法，找不到支持力量，要么逃避退缩，要么处处示弱；面对困难，害怕再次失败，不相信有能力解决，悲观绝望，哀叹上级不公，自己运气不佳，想尽办法推脱责任，而不是以问题为中心，积极主动想办法，寻找对策，加以应对。

3. 缺乏信任，人际不良

悲观心态的领导，心理缺乏阳光，满身心负能量。一是喜欢放大消极事件的不良后果，负面情绪容易泛化，内心孤独封闭，悲观厌世，生活乏味；二是心胸狭窄，喜欢挑别人毛病，缺乏宽容随和，人际不良；三是看不到同事和下属身上的优点和长处，缺乏积极有效沟通的能力，甚至对下属取得的成功给予消极归因，使下属因缺乏正面肯定而变得消极失望；四是悲观的领导自信心不足，也不重视下属的发展，嫉贤妒能，害怕

---

① 《成都通报 10 起不作为及"懒散拖"问题曲型案件》，中央纪委国家监委网 2018 年 10 月 8 日。

下属成长进步，甚至将下属的成绩据为己有，打击下属工作积极性，使组织失去发展进步的活力。

4. 心境低落，健康受损

悲观心态的领导内心脆弱，受挫感强。面对生活和工作中的不如意，心境低落，情绪消沉，喜欢牢骚抱怨，营造不良文化氛围，给组织制造负能量；面对打击和失败，看不到未来，悲观绝望，心理压力加大，难以纾解，吃不好饭，睡不好觉，健康受损，身心疾病增多。相关研究证明，悲观心态是导致抑郁症、焦虑症的罪魁祸首，也是各种慢性病、心脑血管疾病、癌症的重要起因。

（二）领导心态悲观的心理原因

一个人成长动力的强弱，成长进步的快慢，外在条件不可或缺，但心态尤其重要。在生活中常常会出现这样的现象，一起考入同一部门的两个人，才智和环境都差不多，但几年后却悄然发生了变化。究其原因是多方面的，但心态应该是其中较为重要的变量。比如，面对领导安排的困难任务，心态好的人认为是领导看重自己，信任自己，同时把做难事看作是检验和提升自己能力的最佳时机。所以，会尽最大努力，满心欢喜地去完成任务，并在一次次出色完成任务的过程中赢得领导肯定，自信心也得到增强。而心态不好的人面对领导安排的困难任务，认为是领导为难自己，给自己穿小鞋。所以，想尽办法推脱，实在推不掉就敷衍应付，出了差错，就找借口，推卸责任，而不是总结经验、寻找方法，从此让领导不敢再给他安排重要任务，从而失去成长锻炼的机会。几年之后心态好的人可能已走上领导岗位，而心态不好的人可能还在原地踏步。当然，不排除个别人机遇好、有背景等因素的影响，但从普遍现象而言，在工作中持积极心态还是消极心态在其中起着重要作用，其结果往往也会大不相同。

心理学家马修·杰波（Mattew Jepo）博士说："快乐纯粹是内发的，它的产生不是由于事物，而是由于不受环境拘束的个人举动所产生的观念、思想与态度。"① 可见，人无论是乐观，还是悲观的心态都是内发的。即使生活于同样的环境、遭遇同样的事件，由于个人的思维方式不同、对外界环境认知加工模式各异、对所遭遇事件的掌握感有差别等各种原因，人们形成了不同的观念、思想和态度，进而影响人形成乐观或悲观的不同心态。

1. 思维缺乏灵活性

有些领导凡事都往坏处想，看不到事物的积极面。一是没有灵活的思维习惯。看不到世界上万事万物有阴有阳、有好有坏，阴中有阳、阳中有阴，好中有坏、坏中有好。无论是人、物还是我们所做的事情都没有绝对的好，也没有绝对的坏，阴阳辩证、好坏并存就是我们生活的客观现实。二是缺乏辩证思维能力。不会全面、发展、多视角看问题，不相信事物都是发展变化的。世上没有完美无缺的人，也没有完美无缺的事。现实中，每个职工都不是完美的，也不会一无是处；每个决策都有利有弊；任何制度也都有不尽如人意之处；只要不放弃努力，个人会发展，社会也会进步，困难终将会过去；今天不够好，明天一定会更好。三是看不到自己的优势，常常自我否定，也不相信努力有用，认定自己的能力是固定不变的，没有

---

① 贾丹丹：《北大哲学课》，中国华侨出版社 2013 年版，第 440 页。

学习新知识、新技术的主动性和自觉性，不喜欢变化、挑战。

2. 认知偏差

"认知"是一个人对外界刺激物，包括人、物、事件的解释、评价及发展趋势的预期。认知心理学认为："这些评价、解释和预期进一步激活了情绪系统和运动系统，产生各种情绪和行为，如喜、怒、哀、乐、目的、动机和行为等。"[1] 所以，即使身处相同的环境，面对同一事件，不同的人由于经验、个性、信念、价值观的不同，其评价、解释和预期等认知加工系统也会不同，从而出现不同的心理状态和目标追求，进而产生不同的动机与行为。所以心理学家乔纳森·海特（Jonathan Haidt）说："没有事实，只有感受。"[2]。在某种意义上，决定人行为的不是事实，而是由不同认知而引发的感受。澳大利亚学者朗达·拜恩（Rhonda Byrne）说："你当下的思想正在创造你的未来。"[3]

蜘蛛给人的启示：

风雨交加的某一天，蜘蛛辛辛苦苦结成的网被破坏得乱七八糟。没办法，蜘蛛只好再结一个。这回，它选择了一个看起来比较结实的墙角。一根又一根，蜘蛛不知疲倦地忙着抽丝结网，可它刚结到一半，墙角上的树枝随风摇

---

[1] 中国就业培训技术指导中心、中国心理卫生协会组织编写：《心理咨询师培训教程》，民族出版社 2005 年版，第 414 页。

[2] ［美］乔纳森·海特著，李静瑶译：《象与骑象人》，浙江人民出版社 2012 年版，第 30 页。

[3] ［澳］朗达·拜恩著，谢明宪译：《秘密》，中国城市出版社 2008 年版，第 35 页。

晃，一下子把即将成形的网扫烂了。就这样蜘蛛一遍遍地结，树枝一遍遍地扫，几个小时过去了，蜘蛛也没结好网。这个过程被墙根下躲雨的三个人看到。第一个人笑着说："蜘蛛真傻，墙是死的，你是活的，这里不行就换个地方，我以后做人不能这么傻。"多年以后，这个人成为有名的富商，他赚钱的秘诀是：哪里钱好挣就往哪里去。第二个人感到震惊："天哪，小小的蜘蛛面对磨难时都能屡败屡战，我怎么能因为失去一次工作机会而如此消沉！"想到这里，他决定坚强起来，最终他成为一名优秀的企业管理者。第三个人叹了口气："唉，我不就是这只蜘蛛吗，虽然忙忙碌碌却一无所获。"于是他变得更消沉，最后变成了一事无成的人。

由此可见，人的表现是由紧密相连的若干阶段组成的，包括认知、情绪、动机、行为、目标等相互影响和相互推动而构

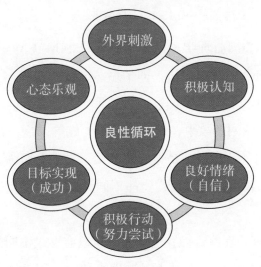

图 4-1　良性循环系统

成的或消极或积极的循环系统。

良性循环系统：外界刺激—积极认知—良好情绪（自信）—积极行为（努力尝试）—目标实现（成功）—心态乐观。

恶性循环系统：外界刺激—消极认知—消极情绪（自卑）—消极行为（放弃努力）—失败—心态悲观。

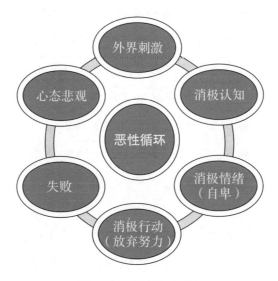

图4-2　恶性循环系统

为此，美国心理学家阿尔伯特·艾利斯（Albert Ellis）提出了著名的合理认知疗法，即情绪 ABC 理论，A（事件）—B（看法）—C（结果）。

如蜘蛛结网的故事：A 事件相同（蜘蛛结网一次次失败），看法 B 不同（合理看法是做人要灵活、做人要坚强，不合理的看法是努力没有用），结果 C 都不同（感受、动机、行为、结果）。

情绪 ABC 理论告诉我们，人之所以会形成不同的心态，不是事件本身造成的，而是人对这件事情的不同看法引起的。这一理论还认为，心理困扰和心理压力都源自对事实的扭曲和对某些事件的不合理评价、解释和预期。

3. 自我掌控感丧失，被动消极

美国心理学家朱利安·罗特（Julian Bernard Rotter）就个体的归因差异对个人的感受、行为选择、成长动力的影响进行长期研究，于1954年提出"控制点"这一著名的心理学概念。他认为，一件事情的发生总是有原因的，无论是成功或是失败，每个人都会从内部或者外部进行自觉不自觉的归因，从而形成了"内控者"和"外控者"两种类型。不同控制类型的人，对人、对事的心态和行为方式也会有很大的差异，进而最终决定一个人成长动力的强弱。

"内控者"自我掌控感强，心态乐观。把成功归因为自己努力和勤奋，相信自己的行为对事物发展起作用；把失败归因为努力不够，解决问题的方式则是更加刻苦勤奋；面对失败也不气馁，相信失败终将过去，自己是命运的主人。

"外控者"自我掌控感丧失，心态悲观，忽视个人的主观能动性，把成功与失败都归因为外部条件：取得成功时认为是运气好；在困难面前不相信努力的作用，消极被动，把失败看成是自己倒霉；相信个人无力与环境、与命运抗争；认为挫折会毁掉一切，从而悲观绝望。

心理学家进一步研究发现，无论是个人幸福，还是工作效率，成长动力与个人的实际控制力关系并不太大，而与个人认为拥有多少控制力有关。"成功的最大驱力之一就是相信我们的行为有价值，我们对自己的未来有控制权。"[①]　"内控者"的

————————

① ［美］肖恩·埃科尔著，师冬平译：《快乐竞争力》，中国人民大学出版社2012年版，第118页。

控制力自我感觉往往比"外控者"更好，所以，相比较而言，前者比后者心态更积极，成长动力更足，进步也更快。

领导是政治生态系统的主体，"系统内部的政治生态文化氛围也会在不同的政治主体之间散布和感染，并影响到多数行动主体的价值选择和行为取向"①。所以，领导的心态不可避免地要受当前政治生态环境的影响；但影响大小却因人而异，这是由于不同心态的领导在面对外部刺激时，信息加工方式与吸收的程度往往是不同的，其成长的动力也千差万别。

面对职务升迁，"外控者"领导心态悲观，更倾向于认为自己的升迁主要由上级组织、领导、环境和运气决定，与自己的努力无关或者关系不大。得到提拔时，认为是运气好。没有得到晋升，认为是组织不赏识自己，对组织和自己丧失信心，从而减少努力，失去成长的动力，最终在抱怨中被边缘化。"内控者"领导心态乐观，在得到提拔时，通常会认为是自己的才能和努力得到了认可，以此为动力，会更加努力工作，以回报组织的信任。在失败面前也不认输，当晋升无望时，常常认为是自己努力不够，能力还达不到组织要求，从而主动思考如何做得更好；在行动上，会持久努力，充分调动自己的潜能，提高自己的能力，在实践中不断成长进步。

面对工作中的困难，"外控者"领导会感到无能为力，悲观失望，坐以待毙，看不到人的主观能动性，任凭事态发展而不积极主动作为。"内控者"领导在困难面前，相信努力与不努力的结果不同，会千方百计想办法，整合资源，寻求外援，努力让事

---

① 于文梅：《新政治生态环境下领导干部心态变化调查分析》，《新西部》（理论版）2016年第8期，第87页。

情往好的方面发展，即使做不到最好，也要尽最大努力。

面对环境的变化，"外控者"领导从心理上排斥变化。当环境变迁、组织变革时，"外控者"领导会出现紧张焦虑，希望待在舒适区，用习惯的方式工作、生活；当其工作岗位发生变化时，面对不同的工作要求、不同的工作环境、不同的班子成员、不同的下属团队，他们会由于不习惯而心理负担加重；当上级主管与人事发生变动时，面对新的领导风格、新的工作要求，他们容易产生无所适从的感觉。而"内控者"领导心理弹性更好，更能适应环境的变化。他们有信心适应新的环境，内心欢迎变化；相信变革会让自己变得强大，社会也会变得更好；怀着好奇心，把变化看成挑战，主动调整自己的思维方式，行为习惯，以适应变化了的新要求；为适应变革，加强学习，增长新知识，提升新本领，从而实现自我发展。

可见，束缚领导成长的枷锁，不是外在环境，而是内在的心态。心态对领导的成长进步有着重要的心理意义。目前，流行于官场的顺口溜："说你行，你就行，不行也行；说你不行，就不行，行也不行"，从一个侧面真实反映了"外控者"领导的悲观心态。这种不良心态是消解领导成长动力，造成领导精神懈怠，进取不足，能力不强，"不会为"的重要心理障碍。

二、乐观的领导才有力量

（一）什么是乐观？

乐观是对人、对事、对物自足而愉悦的持久心境，是一种健康向上的人生态度，也是一种积极的认知倾向。社会学和人类学家泰格（Tiger）认为："当评价者把某种社会性的未来或物质性的未来期望视为社会上需要的、对他有利的或能为他带来快乐时，那么与这种期望相关联的心境或态度就是乐观。"[①]可见，泰格所定义的乐观有两层含义。一是乐观是人的主观心境和态度，是建立在对未来美好愿望基础上的主观体验，是相信好事终会发生的信念和希望。也就是说，当客观事件发生时，不同的人会有不同的认知，从而出现不同的感受、心境和态度。二是乐观不是针对过去和现在，而是指向未来的期望，又对现在和未来的行为产生深远影响。

陈永涌认为："乐观是指对事、物、人及其未来持有积极进取的期待与看法，同时伴有情绪的愉悦。"[②] 在这里，乐观是一种主观感受，更是一种积极向上的心态。乐观既包括认知、情绪、情感的成分，也包含着积极进取的行为倾向，但情绪和情感是乐观最基本的成分，也是行为的根本动力。

作为心理资本的乐观，主要包括三个方面：一是愉悦的主观感受。能保持良好的心境，幸福感强，生活和工作的满意度高，不良情绪少，能笑口常开。一天中有超过三分之二的时间都是积极情绪，有快乐、愉悦、感激、宁静、幸福等的主观感受。二是积极的人格特质。保持愉悦情绪的习惯，期待事物发展对自己更有利、结果更美好；把挫折和失败看成是一种挑战，从而更努力去克服困难，勇往直前，永不言败。三是积极

---

① 李逸龙：《乐观人格与心理健康、工作绩效的关系及其中介、调节机制》，天津师范大学 2009 年，第 4 页。

② 陈永涌：《论中国古代乐观心理的文化内涵》，《青海师范大学学报》（哲学社会科学版）2015 年第 6 期，第 157 页。

的解释风格。马丁·塞利格曼（Martin E. P. Seligman）更倾向于认为乐观是一种解释和归因风格。当一件事情发生时，每个人心中会自动浮出对此事的解释和归因。这种解释和归因有三个维度：时间（暂时的或永久的）、范围（个别现象或普遍现象）、个性化（我或非我）。

乐观的人往往把发生在自己身上的好事解释为永久的、普遍的，是自己努力的结果，把发生在自己身上的坏事解释成暂时的、是个别现象，有客观原因。如对"被评为优秀工作者"一事，乐观主义者解释为"我工作一直都很努力认真"，即我不是今天才努力、认真，而是一直以来都努力认真（永远的）；而且我在哪个岗位都努力认真，也不管干什么工作都努力认真（普遍性）；努力认真是我的风格、特点。悲观主义者却与之相反，把发生在自己身上的好事解释成暂时的、是个别现象，"这次我很走运"（暂时的、个别现象），把发生在自己身上的坏事解释成永久的、普遍的、是自己的原因。"悲观的人的特征是，他相信坏事都是自己的错，这件事会毁掉他的一切，会持续很久。"①

可见，悲观还是乐观，并不取决于发生的是好事还是坏事，而是我们怎么解释这件事。如升职了，乐观的领导解释为是自己（个性）一直（永久性）努力（可控的）的结果，以后还会努力。悲观的领导则解释成"自己这次（暂时的）运气好（不可控的）"，将其解释为暂时的，而且是不可控的原因，即"运气好"导致的，如果没有好运气，努力也没有用。

---

① ［美］马丁·塞利格曼著，洪兰译：《活出最乐观的自己》，万卷出版公司 2010 年版，第 5 页。

（二）乐观的领导才能在挑战中抓住机遇

乐观的领导，有充分的自信，思想和心理的开放性、包容性强，"更可能接受变化，看到未来的机会，并能关注如何利用这些机会"①。乐观的领导能有效激发内在动力，充分调动激活自己的潜能，主动承担责任，推动组织发展。在面对艰巨任务时，他们更倾向于将其看成是一种挑战和自我成长的机会，会想尽办法，整合资源，创新变革，抓住机遇，促进发展。

党的优秀领导干部——牛玉儒[2]

2003 年 4 月 10 日，从牛玉儒被任命为呼和浩特市委书记，到 2004 年 8 月去世，仅 493 天，但呼和浩特的干部群众，有一个共同感觉：这个书记与众不同。从自治区副职到担任呼和浩特市委书记，牛玉儒接到的是一个"烫手"的新职位，级别没变，责任却加重了。而且，自治区党委领导对他提出了更高的要求：呼和浩特经济要在全区争做第一，在西部 12 个省会城市中位次靠前。要实现这个目标已经不易，但牛玉儒并不满足，还自加压力，提出"三个翻番、一个第一"的目标：到 2007 年，全市经济总量、财政收入、城乡居民收入要在 2003 年的基础上实现翻番，即年均增长都要达到 18% 以上。全市综合经济实力和人均收入水平，要位居全国 5 个少数民族自治区首府城市

① ［美］弗雷德·路桑斯著，李超平译：《心理资本》，中国轻工业出版社 2008 年版，第 88 页。

② 《党的好干部，人民的贴心人》，共产党员网 2015 年 5 月 15 日。

第一。为了实现这一目标，他把着力点放在"引企、引资、引智"上，发挥好"乳业、电子、信息"三大支柱产业优势，培育新的经济增长点。这是牛玉儒的三大"杀手锏"。但他更大的"杀手锏"是他对事业的"激情"。牛玉儒常说："不要谋着做大官，要谋着做大事，要做人民拍手称快的好事、实事。生命一分钟，敬业六十秒！"正是他干事创业的激情，把四面八方的人才、项目、资金，像磁石吸铁一样"吸"了过来。仅2004年上半年，呼和浩特引进区外项目和资金已连续3个月在自治区排名第一，为牛玉儒提出的"三个翻番，一个第一"的目标，奠定了坚实基础。

肖恩·埃科尔说："快乐（乐观）不仅是灿烂的笑脸和彩虹，快乐更是我们努力发挥潜能时体会到的无上喜悦。"① 牛玉儒为了实现自己的价值，完成自己的职责使命，也为了感受这份喜悦，勇挑重任，自我增压，激情奉献，即使牺牲生命也在所不惜，这就是他乐观心态所激活的内在强大力量的体现。改革开放以来，我国之所以取得举世瞩目的成就，离不开大批像牛玉儒一样不怕困难、勇于担当、乐观进取的好干部。时代在快速变化，挑战无处不在，困难无时不有，面对未来，组织为了生存和发展，必须不断变革，以适应不确定的外部环境。所以，今天更需要乐观的领导，敢于攻坚克难，引领组织创新发展。

---

① ［美］肖恩·埃科尔著，师冬平译：《快乐竞争力》，中国人民大学出版社2012年版，第32页。

（三）乐观的领导能带领组织破浪前行

马丁·塞利格曼（Martin E. P. Seligman）所研究的乐观，由三个可测量、可开发的成分构成，即愉悦、投入、意义。可见，作为心理资本的乐观不仅是拥有积极的情绪就够了，还包括意义感、目标感和价值感，对现实的乐观心态和对未来的美好预期。乐观的领导不会满足于现状，渴望实现高远的目标，"他们敢为自己、同事和他们所在的组织编织梦想，并在追求梦想过程中，能够鼓舞、激励其同事参与进来"[①]。所以，乐观的领导勇于挑战高难度的任务，善于激励自己和下属持续增强能力并努力奋斗，以提升组织竞争力，推动组织变革发展。

革命领袖毛泽东就是一个高乐观水平的领导者。他无论身处顺境还是逆境都始终保持乐观的心态。如 1928 年到 1930 年期间，大革命失败后，中国革命处于低潮。"红旗到底能打多久"的悲观情绪在党内蔓延，毛泽东为了解除党内同志的疑虑，发表了《中国的红色政权为什么能够存在?》和《星星之火，可以燎原》两个文件[②]，指明了中国革命的光明前途。1944 年 9 月 8 日在张思德同志追悼会上，毛泽东在《为人民服务》的演讲中说："我们的同志在困难的时候，要看到成绩，要看到光明，要提高我们的勇气。"[③] 1945 年 6 月 11 日，毛泽东在七大所作的闭幕词

<hr />

① ［美］弗雷德·路桑斯著，李超平译：《心理资本》，中国轻工业出版社 2008 年版，第 91 页。

② 李达：《矛盾论解说》，三联书店 1953 年版，第 129 页。

③ 《毛泽东著作选读》（下册），人民出版社 1986 年版，第 588 页。

中号召全党"下定决心，不怕牺牲，排除万难，去争取胜利。"① 每当革命处于生死存亡的关键时刻，正是毛泽东的乐观心态，总能力挽狂澜，摆脱险境，破浪前行，从而使我们党从小到大、从弱到强，不断发展，带领人民一步一步走向胜利，走向美好的未来。

（四）乐观是领导身在谷底也不放弃向上的力量

马丁·塞利格曼认为，乐观者的特征是："在遇到厄运时，会认为现在的失败是暂时性的，每个失败都有它的原因，不是自己的错，可能是环境、运气或其他人为原因的后果。这种人不会被失败击倒。"② 所以，乐观的领导无论身临何种艰难处境，前进的路上遇到多大的障碍，都不会放弃向上的力量。

绞刑架下留箴言的伏契克③

　　捷克斯洛伐克民族英雄、优秀共产主义战士尤利乌斯·伏契克（Julius Fucik），是一位爱国新闻工作者、作家和评论家，1938 年《慕尼黑协定》出卖了他的祖国，伏契克以强烈的爱国主义情感写了许多文章，揭露纳粹德国的侵略野心。当 1939 年德国法西斯占领捷克斯洛伐克时，伏契克毅然弃笔从戎，投身反德国法西斯的地下斗争。1942

---

① 《毛泽东著作选读》（下册），人民出版社 1986 年版，第 596 页。

② ［美］马丁·塞利格曼著，洪兰译：《活出最乐观的自己》，万卷出版公司 2010 年版，第 5 页。

③ 林崇德：《中国少年儿童百科全书》，浙江人民出版社 1991 年版，第 560 页。

年被纳粹分子逮捕。在狱中，他尽管遭到残酷的毒打，受尽折磨，但他依然用碎纸片写下了举世闻名的《绞刑架下的报告》。在报告中，始终充满着乐观主义精神。如"我爱生活，并且为它而战斗""我们为欢乐而生，为欢乐而战斗，我们也将为欢乐而死，因此，永远也不要让悲哀与我们的名字联系在一起""每一个忠实于未来，为了美好的未来而牺牲的人，都是一座石质的雕像"。1943年9月，伏契克在柏林英勇就义，他在狱中写的《绞刑架下的报告》被译成80多种文字在世界广泛传播，成为全人类面对苦难，依然昂首向上的精神丰碑。

改革开放的总设计师邓小平，曾于1978年和1985年两次被美国《时代周刊》杂志评为年度风云人物。能够两次以上享有此殊荣的人，全球总共不会超过10个人。邓小平是名副其实的世纪伟人，他改变了中国，也影响了世界，同样，他也是一个敢于追梦的乐观主义者。

作为一个几乎与20世纪同龄的人，他的人生际遇可谓坎坷复杂，尤其是他政治生涯中的"三起三落"，更是饱受磨难。但是，人生旅途中的各种磨难和逆境，也在很大程度上锻造了他意志坚定、性格达观、襟怀坦荡、处变不惊的心理资本，他即使到了80岁高龄依然身体硬朗、精神饱满。1985年，邓小平在人民大会堂会见特立尼达和多巴哥总理乔治·钱伯斯（George Chambers）。钱伯斯问邓小平："我想请教一下，您保持身体健康的秘诀是什么？"邓小平笑着说："许多客人问过我，我的回答是四个字：'乐观主义'，天塌下来不要紧，有人顶着。"纵观邓小平的一生，无论碰到多大困难，受到多大挫折，始终不折不挠。决定他走向成功和辉煌最重要的心理要素，就是他对理想信念的坚定和乐观心态。①

（五）乐观是领导预防焦虑抑郁的特效药

今天的中国，随着社会的发展，改革、发展、稳定，任务繁重，矛盾、风险、挑战，层出不穷，工作负荷加重，领导疲于应付，心理压力不可避免增加。许多领导长期处于心理亚健康状态，悲观、烦闷、焦躁、失眠、情绪失控等问题长期存在，也有少数领导出现了严重的心理问题，如抑郁症、焦虑症、强迫症等，甚至个别领导走向自杀轻生的绝路。"据中央国家机关职工心理健康咨询中心的统计数据显示，2009 年至 2016 年间，全国共有 243 名领导干部自杀，其中约半数被明确诊断为抑郁症。"② 甚至还有愈演愈烈的趋势。

悲观也是一种心理防御机制。在这种防御机制的驱动下，人会本能地为自己设置低目标，以降低心理压力；对自己要求低，以减少努力和付出；转嫁责任，把自己该承担的义务推卸给他人。悲观的人在生活和工作中缺乏活力，被动、消极，潜能无法得到释放，能力也难以提高。更可怕的是如果不注意防范，悲观还会产生可怕的后果，如找不到成就感、情绪低落、

---

① 沈传亮：《向邓小平学习》，人民出版社 2014 年版，第 136 页。

② 李朝波：《情绪劳动视角下领导干部抑郁现象分析》，《中国党政干部论坛》2017 年第 12 期，第 66 页。

行为退缩、诱发各种身体疾病。有时这种机制会伴随人的一生。如果生活出现挫折，悲观就有可能滑向抑郁。因为"悲观是抑郁症生长的肥沃土壤，特别是当环境不友善时，它长得特别快"①。

如何才能有效降低抑郁症、焦虑症等心理疾病的发病率，防止自杀等悲剧的发生，提升领导心理健康水平？抵制悲观，培养习得性乐观，是经过马丁·塞利格曼（Martin E-. P. Seligman）等积极心理学家实证研究，证明是比较有效的办法。可见，领导学习应用习得性乐观的方法，提升心理优势，有效预防悲观，增强心理免疫力，用以在抑郁的时代，解决悲观的自我问题，显得格外重要。

（六）测测乐观精神

积极情绪自我测试②

你在过去的 24 小时中感觉如何？回顾过去的一天，利用下面的量表，填写你体会到下列每一种情绪的最大量。

1. 你所感觉到的逗趣、好玩或可笑的最大程度有多少？

0 = 一点都没有　　1 = 有一点　　2 = 中等　　3 = 很多　　4 = 非常多

2. 你所感觉到的生气、愤怒或懊恼的最大程度有多少？

0 = 一点都没有　　1 = 有一点　　2 = 中等　　3 = 很多　　4 =

---

① ［美］马丁·塞利格曼著，洪兰译：《活出最乐观的自己》，万卷出版公司 2010 年版，第 73 页。

② ［美］芭芭拉·弗雷德里克森著，王珺译：《积极情绪的力量》，中国人民大学出版社 2010 年版，第 141 – 143 页。

非常多

3. 你所感觉到的羞愧、屈辱或丢脸的最大程度有多少?

0 = 一点都没有　　1 = 有一点　　2 = 中等　　3 = 很多　　4 = 非常多

4. 你所感觉到的敬佩、惊奇或叹为观止的最大程度有多少?

0 = 一点都没有　　1 = 有一点　　2 = 中等　　3 = 很多　　4 = 非常多

5. 你所感觉到的轻蔑、藐视或鄙夷的最大程度有多少?

0 = 一点都没有　　1 = 有一点　　2 = 中等　　3 = 很多　　4 = 非常多

6. 你所感觉到的反感、讨嫌或厌恶的最大程度有多少?

0 = 一点都没有　　1 = 有一点　　2 = 中等　　3 = 很多　　4 = 非常多

7. 你所感觉到的尴尬、难为情或羞愧的最大程度有多少?

0 = 一点都没有　　1 = 有一点　　2 = 中等　　3 = 很多　　4 = 非常多

8. 你所感觉到的感激、赞赏或感恩的最大程度有多少?

0 = 一点都没有　　1 = 有一点　　2 = 中等　　3 = 很多　　4 = 非常多

9. 你所感觉到的内疚、忏悔或应受谴责的最大程度有多少?

0 = 一点都没有　　1 = 有一点　　2 = 中等　　3 = 很多　　4 = 非常多

10. 你所感觉到的仇恨、不信任或怀疑的最大程度有多少?

0 = 一点都没有　　1 = 有一点　　2 = 中等　　3 = 很多　　4 =

非常多

11. 你所感觉到的希望、乐观或倍受鼓舞的最大程度有多少？

　0 = 一点都没有　　1 = 有一点　　2 = 中等　　3 = 很多　　4 = 非常多

12. 你所感觉到的激励、振奋或兴高采烈的最大程度有多少？

　0 = 一点都没有　　1 = 有一点　　2 = 中等　　3 = 很多　　4 = 非常多

13. 你所感觉到的兴趣、吸引注意或好奇的最大程度有多少？

　0 = 一点都没有　　1 = 有一点　　2 = 中等　　3 = 很多　　4 = 非常多

14. 你所感觉到的快乐、高兴或幸福的最大程度有多少？

　0 = 一点都没有　　1 = 有一点　　2 = 中等　　3 = 很多　　4 = 非常多

15. 你所感觉到的爱、亲密感或信任的最大程度有多少？

　0 = 一点都没有　　1 = 有一点　　2 = 中等　　3 = 很多　　4 = 非常多

16. 你所感觉到的自豪、自信或自我肯定的最大程度有多少？

　0 = 一点都没有　　1 = 有一点　　2 = 中等　　3 = 很多　　4 = 非常多

17. 你所感觉到的悲伤、消沉或不幸的最大程度有多少？

　0 = 一点都没有　　1 = 有一点　　2 = 中等　　3 = 很多　　4 = 非常多

18. 你所感觉到的恐惧、害怕或担心的最大程度有多少？

0＝一点都没有　　1＝有一点　　2＝中等　　3＝很多　　4＝非常多

19. 你所感觉到的宁静、满足或平和的最大程度有多少？

0＝一点都没有　　1＝有一点　　2＝中等　　3＝很多　　4＝非常多

20. 你所感觉到的压力、紧张或不堪重负的最大程度有多少？

0＝一点都没有　　1＝有一点　　2＝中等　　3＝很多　　4＝非常多

计分方法：

1. 回顾并圈出反映积极情绪的10个项目（用○表示）。

2. 回顾并画出反映消极情绪的10个项目（用△表示）。

3. 数一数用○圈出的积极情绪项目中，被你评为2或以上的有多少？

4. 数一数用△圈出的消极情绪项目中，被你评为1或以上的有多少？

5. 将你的积极情绪得分除以你的消极情绪得分，算出你今天的积极率。如果你今天的消极情绪数量为0，用1来代替，以免除数为零。

如果你的积极率大于3∶1说明你的心情良好，请继续保持；如果你的积极率小于3∶1，说明你的心情不佳，需要及时调整。如果积极率降为2∶1或1∶1，要引起高度警惕，尤其不能让这种状况持续两周以上，否则就有可能滑向抑郁。

你是乐观主义者吗？（一）

下面共有8道假设情境题，每道题都有两个备选答案及分值（0分或1分），请选出其中一个最符合你想法的选项，并计算出8道题的总分。

1. 你忘记了爱人的生日：

我太忙了（0分） 我不擅长记生日（1分）

2. 你没给车做年检被抓：

我今年太懒了（0分） 我总是拖拉（1分）

3. 你最近感到很累：

我从来没有休息的机会（1分） 我这个星期太忙了（0分）

4. 同事说话刺伤了你：

这家伙今天心情不好（0分） 他就是不考虑别人的感受（1分）

5. 你错过了一个会议：

我记性不好（1分） 我忘记查记事本了（0分）

6. 你一次网购失败：

我不会买东西（1分） 我这次没选好卖家（0分）

7. 领导安排的工作没做好：

这次没有尽心尽力（0分） 我没有其他同事能干（1分）

8. 爱人和我闹矛盾：

我冷落了他（她）（0分） 我太自我中心了（1分）

计分结果：

0~2分很乐观，3分比较乐观，4分平均，5~6分有点悲观，7~8分很悲观。

你是乐观主义者吗？（二）

下面共有8道假设情境题，每道题都有两个备选答案及分值（0分或1分），请选出其中一个最符合你的答案，并计算出8道题的总分。

1. 你和同事有矛盾和解了：

我原谅了他（她）（0分）　我通常是个宽宏大量的人（1分）

2. 你成功地化解了一次纠纷：

我那天感觉很好（0分）　我是天生的调解员（1分）

3. 你完成了一项艰巨的任务：

我是一个很有效率的人（1分）　我对我的工作很在行（0分）

4. 打羽毛球你赢了：

我的对手水平不行（1分）　我的对手累了（0分）

5. 上级领导让你给他提建议：

我是这个领域的专家（0分）　我很会提有建设性建议（1分）

6. 你讲了一个让人捧腹的笑话：

我是一个很有幽默感的人（1分）　这个笑话很好笑（0分）

7. 开会时领导点名让你发言：

我坐的位置好（0分）　我平时表现好（1分）

8. 同事把他的心事告诉了你：

我是一个善解人意的人（1 分）　　他很信任我（0 分）

计分结果：

7~8 分很乐观，5~6 分比较乐观，4 分平均，

3 分有点悲观，0~2 分很悲观。

三、是什么削弱了领导的乐观精神

"乐观的领袖得民心"[1] 是积极心理学家马丁·塞利格曼（Martin E. P. Seligman）带领他的团队，通过大量研究得出的结论。他们对美国历届总统大选的演讲稿进行研究，分析每位竞选者演讲稿中的解释风格是悲观还是乐观，同时还对演讲稿中"悲凉"（把有忧患意识，却没有提出解决忧患问题的方法叫悲凉）分数进行计算。研究发现，候选人悲凉分数越高，他的解释风格也越悲观，竞选失败的可能性越大。他们研究发现，从 1900 年到 1984 年 22 次总统竞选中，选民有 18 次选择了乐观的候选人作为总统。更有意思的是，如果两位候选人悲凉分数相差大，竞选的得票结果差距也会大，如果悲凉的分数相差小，竞选的结果差距也不大。之所以会出现这样的结果，是因为"乐观的竞选者造势比较有活力；选民不喜欢悲观者；乐观可以带来希望。"[2] 可见，乐观的领导才能赢得民众的心，

---

[1]　[美]马丁·塞利格曼著，洪兰译：《活出最乐观的自己》，万卷出版公司 2010 年版，第 171 页。

[2]　[美]马丁·塞利格曼著，洪兰译：《活出最乐观的自己》，万卷出版公司 2010 年版，第 177 页。

成就事业。乐观对领导是如此的重要，而乐观的领导却又如此稀缺，为什么领导会悲观？

（一）基因遗传

毫无疑问，人的长相、身高、天赋（唱歌、运动）、气质类型（内向、外向）受遗传因素影响，但人的悲观与乐观的心态是否也与遗传有关？

科学家们曾经对瑞典500对双胞胎进行研究，发现同卵双胞胎在智商、工作满意度、择业就业、幸福感、愉快和沮丧的情绪状态（消极情绪与积极情绪）、自我控制、支配欲、兴趣爱好、冒险精神等方面都非常相似。包括从小就分开抚养的同卵双胞胎，尽管他们成长于不同的环境，所受的文化教育不同，以上各项人格特质也惊人地相似。而异卵双胞胎却只有50%的相似度。马丁·塞利格曼（Martin E. P. Seligman）指出："人格是会遗传的，这种说法已有足够的证据来支持。人格特质的可遗传程度大致为50%（除智商外，智商为75%）。"[①] 以上研究充分证明了悲观与乐观有先天成分，大约有50%是受遗传基因影响的。

（二）文化无意识

1. 家庭文化心理的影响

不仅基因会遗传，文化也会遗传。所以，领导的心态是悲观还是乐观，离不开家庭文化心理的影响。瑞士心理学家、分

---

① ［美］马丁·塞利格曼著，任俊译：《认识自己接纳自己》，万卷出版公司2010年版，第33页。

析心理学创始人荣格提出了"集体无意识"这一概念，即代代相传的群体心理现象。事实上，每个孩子身上都有父母的影子，这就是文化无意识遗传的结果。因为父母是孩子最好的老师。在家里，孩子最重要的学习方式是模仿，模仿父母的言行、为人处事、待人接物的方式方法。父母对人、事、物的态度取向（积极或消极），对喜怒哀乐的归因方法，对功过是非的解释风格，都会潜移默化地遗传给孩子，从而形成了每个家族独特的文化传统、心理特征和处事方式，而且代代相传。比如，在现实生活中，有些家庭在困难和挫折面前，积极接纳，相互鼓励，团结协作，坚强面对；而有些家庭却怨天尤人，相互指责，悲观绝望，设法逃避。在取得成绩、荣获晋升等好事面前，有些家庭将其归因为不可控的因素所致，如运气好，有贵人相助，正好没有其他合适的人等；而有些家庭则将其归因为自己不断努力，能力不断提高的结果。

2. 社会文化心理的影响

今天之所以说是一个悲观的时代，有其深刻的社会文化原因。一是强调个性、独立和自由。其结果就是人人以自我为中心，追求个人利益最大化，在自我与他人之间筑起一堵无形的墙，使人极易陷入孤独无助的境地；而人是社会的人，离开了与他人的紧密连接，没有他人的支持，我们就失去了情感的资源和身心的能量，自我必然失常，悲观也难以避免。二是竞争加剧。卡伦·霍妮（Karen Danielsen Horney）指出："现代文化在经济上是建立在个人竞争的原则上。每一个人都是另一个人现实的或潜在的竞争对手，这种情形在同一职业群体的成员中特别明显。这种竞争，以及伴随这种竞争的潜在敌意，已经渗透到一切人类关系中。"① 同样，这种竞争也不可避免地渗透到官场，而且更为激烈。因为有限的职位与无限的需求之间的矛盾永远无法调和，领导与领导之间的竞争更是零和竞争，一个人的提职升迁，意味着更多的人失去提拔的机会。随之而来的敌意、悲观、孤独感、软弱感、不安全感等不良心理就会在心中萌生。不管是成功者还是失败者，都容易陷入不良心理状态。三是价值观扭曲，人性异化。在拜金主义和享乐主义盛行的今天，领导所面对的人与人之间的关系，在某些时候已经异化为权与物的关系。领导随时都面临各种诱惑，一不小心就会被资本牵着鼻子走，被商人围猎。有些领导手中掌握权力，却常常被金钱和利益所控制，走上犯罪道路。为了更好地履职尽责，牢记权力的来源和为民服务的根本，领导既要与资本开展友好合作，又要防止被资本控制，不得不消耗更多的心理能量，用以抵御各种诱惑。所以，行走在公利与私欲边缘的领导，随时都处在被资本控制与反资本控制的激烈斗争中，内心的矛盾和冲突、焦虑和不安，甚至是悲观与绝望，成为某些领导的心理常态也就不足为奇了。

（三）习得失败的经验

20 世纪 60 年代，当 21 岁的马丁·塞利格曼还在美国宾夕法尼亚州大学攻读实验心理学研究生时，以巴甫洛夫（Ivan Petrovich Pavlov）、约翰·华生为代表的行为主义心理学占主导地位，被称为"西方心理学的三大势力"之首（第二势力：精

---

① ［美］卡伦·霍妮著，冯川译：《我们时代的神经症人格》，贵州人民出版社 1988 年版，第 239 页。

神分析学派，第三势力：人本主义学派），他们对狗进行的条件反射训练，尤其著名。一天，当马丁·塞利格曼走进实验室，发现气氛异常沉闷，因为接受实验的狗在遭受痛苦的电击时，依然一动不动。狗尽管知道声音过后就会被电击，但却出乎意料地没有行动，跳过矮闸逃脱电击，只是躺着哀嚎，实验被迫终止。而睿智过人的马丁·塞利格曼，看着哀嚎不逃的狗，却想到了其背后的原因，即在早期实验中，因长期遭受无法逃避的电击，狗学会了"无助"，即习得性无助。后来马丁·塞利格曼等人经过无数次实验，证明了无论是狗还是人，在现实生活中都容易出现习得性无助，即在经历挫折和失败后产生的无能为力的消极心理状态和行为。

他们把狗分为三个组，每组8只。第一组为有控制力组。即在被电击时，只要通过努力，就能逃脱电击。第二组为无控制力组。在被电击时，怎么努力都无法逃脱电击。第三组为实验组，不接受任何电击。

当第一组与第二组的狗形成条件反射后，又分别把三组狗放入一个特制的大箱子里，进行实验。箱子中间用矮闸隔成两部分，一边可通电，而另一边却没有通电。先将狗放入能通电的一边，只要一接通电源，第一组与第三组的狗在遭受电击时，总会迅速跳过矮闸，逃脱痛苦的电击，没有一只放弃。而第二组的8只狗在通电后只有两只跳过去，另外的6只狗只是趴在箱子里哼唧，痛苦地接受电击，没有任何行动。多次重复实验都如此。这就是著名的"三元实验"，这一实验证实了"失败的经验"是习得性无助的主要来源。

人是否也能学会无助？心理学家们设计了一个会发出非常刺耳噪音的音箱，叫手指穿梭箱。把人分为三个组，第一组为有控制力组，第二组为无控制力组，第三组为实验组。他们分别将三组被试带到不同的房间，第一组和第二组的两个房间里都放着手指穿梭箱，而且噪音都很大，他们都设法把声音关掉。第一组房间里的穿梭箱只要按对按钮就能把声音关闭，他们经过多次尝试，成功关掉了噪音。而第二组房间里的穿梭箱外形尽管与第一组一样，但按钮都不起作用，噪音始终关不掉。第三组房间里不放穿梭箱，也没有烦人的噪音。之后，实验人员再次把三个组的被试分别带到其他不同的房间。这次三个房间都放着同样的实验箱，都发出刺耳的噪音。这次每个房间里的箱子都一样，只要被试把手放在箱子的一边，噪音就会停止。结果第一组和第三组都成功地关掉了噪音，而第二组的大多数被试都只是坐着忍受，连把手放在箱子边上试一下的简单动作都没有。因为经验告诉他们，这种箱子的噪音是关不掉的，即使地点、条件、情景都发生了改变，也不愿意再努力尝试一次。

可见，人也会习得性无助，即在经历失败后，也学会了无助感。习得性无助的产生过程是：无论怎么努力都没有结果的不可控经历，获得消极体验；在消极体验的基础上进行认知，认为努力没有用；丧失对将来结果的期待，放弃努力，造成动机、认知和情绪上的损伤。

在现实生活中，领导常常会经历挫折和打击。尤其是肩负重任的领导，他们承担的工作任务越艰巨，失败的可能性也相应增加。如果没有完善的容错纠错机制和激励问责机制，就会出现干得越多的领导，经受的挫折越多，被问责的次数也相应增多，他们也会获得更多的消极体验，产生努力没有用的认知，从而出现习得性无助，对自己丧失信心，自我否定；对未来悲观失望，放弃努力；精神上懈怠、悲观，不进取；工作上消极、被动，不敢为。

（四）人与生俱来的负面偏好

在弱肉强食的丛林时代，人类之所以没有被其他力量强大的动物消灭，并最终超越所有动物进化到今天，防患于未然的自我保护机制应该发挥了重要作用。"在远古时代，人类面临的最大威胁是来自生存的挑战。你我的基因深处，铭刻的是人类祖先在远古时代对洪水、饥饿、短命、毒蛇的记忆。"[①] 所以，人类基因中天生具备预测危险来临，成功躲避灾难的本能。正是这种本能造就了人类天性悲观，时刻不忘危险，更加关注负面的特性，直到今天也没有改变，尽管人类生活的环境已经发生了根本性的变化。所以，打开新闻网页，我们首先注意的是，哪里发生战争，哪里发生车祸，哪里又出现了矿难，死了多少人等坏的消息，而且记忆深刻。但对好的消息我们却很少关注，而且将信将疑，很快就忘了。生活中被谁批评或贬损过，往往会耿耿于怀，永生很难忘记，而对肯定和帮助过我们的人，却常常记忆模糊。脑科学也进一步证明，人类大脑对坏事的记忆更深刻，坏事在大脑中留下的印迹也更深、更持久。

今天，各种各样、大大小小的媒体都充斥着悲观、困难的词汇和悲叹的言论；大会小会都在强调要以问题为导向，增强忧患意识。在这样的时代背景下，领导更是以解决各种社会问

[①] ［美］芭芭拉·弗雷德里克森著，王珺译：《积极情绪的力量》，中国人民大学出版社 2010 年版，推荐序第 4 页。

题为天职，所以，他们头脑中除了问题还是问题。这让天性悲观的领导不可避免地会更加关注负面，害怕工作出错无力承担责任，担心完不成任务拖了单位的后腿，惧怕出现突发性事件无法控制，怀疑下属工作不力不能保质保量交差，更无法忘怀曾经的问责和主管领导的批评等，在这种情况下，要让领导保持乐观精神，发自内心的喜悦，实在有点勉为其难，悲观自然难以避免。

四、领导保持乐观的方法

大量研究表明，"积极情绪改变了你的大脑，并改变了你与世界互动的方式"[①]，所以，乐观的领导不仅视野开阔，决策时容易听取他人的意见，减少失误，而且更有亲和力，善于唤醒下属的工作动机和热情，也能把更多乐观的员工留下，共渡难关，共创佳绩，共建高效团队。肖恩·埃科尔说："我几乎从没看到过一个乐观而动机强的员工会在一个悲观而冷漠的经理手下干得长久。领导是什么样的，他的员工就会是什么样子。"[②] 可见，今天的社会和组织急需提高领导乐观水平，以增强组织竞争力和抗风险能力。值得期待的好消息是，马丁·塞利格曼（Martin E. P. Seligman）通过大量研究证明，乐观既是一种人格特质，是预期未来会发生好事的积极心理倾向，又是

① ［美］芭芭拉·弗雷德里克森著，王珺译：《积极情绪的力量》，中国人民大学出版社 2010 年版，第 62 页。

② ［美］肖恩·埃科尔著，师冬平译：《快乐竞争力》，中国人民大学出版社 2012 年版，第 73 页。

一种解释风格和归因方式，是状态类心理特征，也是可以测量和开发的积极心理能量。也就是说，领导通过学习，乐观水平是可以习得的。如何才能提高领导的乐观水平？

（一）改变解释风格

既然乐观是一种解释风格和归因方式，也就意味着，我们可以通过改变解释风格和归因方式，来提高乐观水平。而改变解释风格和归因方式的核心要义是：一要学会战胜永久性悲观。当一件坏事发生时，不要把它推广成永久的坏事，它有可能只是暂时的坏事，过段时间就有可能过去了。二要学会战胜普遍性悲观。当一件坏事发生时，不要把它推广成普遍的坏事，它不一定会影响其他领域，如工作上受到挫折，不一定会影响家庭幸福。三要学会战胜对自我的否定。当一件坏事发生时，不要认为都是自己的错，还可能有其他原因；也不要自我人格化，否定自己，如认定我就是一个倒霉的人、我不是当领导的料、我情商低等。

为了帮助人们更好地掌握乐观的解释风格和归因方法，战胜悲观，马丁·塞利格曼在美国心理学家阿尔伯特·艾利斯情绪 ABC 理论的基础上，提出防止悲观、提高乐观水平的 ABC-DE 模型。

A. 事件。即是不好的事件，包括被指派了一个艰巨任务，希望落空，工作失误，经济损失，被处分问责等。

B. 想法。即对不好事件的想法，主要包括以偏概全、绝对化、灾难性的想法。如付出努力都应该得到回报，组织应该公正评价每一个人，被领导批评或被问责，提拔就会无望，前途彻底被毁了等。

C. 后果。不好想法造成认知、情绪和行为损伤，如心情沮丧、委屈、痛苦、愤怒，工作动机减弱，缺乏热情，不愿意努力，放弃自我成长等。

D. 反驳。对不正确想法的反驳，分析不好想法是否有充分的证据。如被问责，就真的提拔无望了吗？有什么证据可以证明？不好的事件是否还有其他可能后果？

E. 激发。即对事件进行合理的解释，并找到更好的解决方法。如被问责是不好的事情，但以后要注意不再发生这类事件。只要通过努力，做出成绩，还可以证明自己。同时通过积极暗示、转移注意力等方法，少去想不好的事件，把精力用在工作上，就能有效战胜悲观，重拾乐观。

例如：

A. 事件。上级组织安排了一项艰巨的任务。

B. 看法。这个任务是一个费力不讨好、谁也不愿做的事情。这事我从来没做过，我没有这方面的能力，肯定做不好。可能是我不会讨好领导，所以故意要让我难堪。我真是个倒霉的人。

C. 后果。整天焦虑不安，吃不好饭也睡不好觉，无法集中注意力，也想不出办法怎么完成任务，真想辞职了，可惜还要挣钱养家。

D. 反驳。领导每次都把倒霉的事安排给我吗？记得上次安排给甲的工作比我这次的还难。甲也曾完成得很好。没做过的工作就一定会失败吗？以前好几次我也曾出色完成了从未做过的工作。我没得罪过领导，他不会故意要习难我，这个工作不安排给我，也会安排给其他人，总得有人去干。

　　E. 激发。做没有做过的工作，还可以学到新东西，了解不同领域的工作。相信做难事必有所得。不会可以学习，好好想想，看看谁是这方面的专家，找个时间向他请教一下。领导把这么棘手的工作安排给我，说明领导信任我，我得考虑周全一点，把事情做好。即使最终没有做好，只要我竭尽全力，做到问心无愧就可以了。

　　可见，不断练习是熟练掌握 ABCDE 模型，战胜悲观，习得乐观的最好办法。

　　练习需要遵循以下步骤：第一，当坏事发生时，注意自己心中自动浮出的对此事的解释，归因；第二，审视这个解释是否是永久性的、普遍化的、人格化的；第三，这个解释是否有事实依据，也许它是错的；第四，根据事实，更准确地解释这件坏事；第五，认真分析，这件坏事是否能激发新的想法，利用其他资源，把坏事解决好，并从中得到某种收获。

（二）怀着正面信念生活

　　常言道，否极泰来，乐极生悲。无论是乐观还是悲观都是人生必须具备的心理资源，是人的自我保护、自我发展的心理机制，都不能偏废。悲观让我们生活在丛林中的祖先远离危险，一代又一代相继存活下来，安全地活到现在；而乐观让我们期待未来，幸福地活得更好。可见，生活中既不能没有乐观，也不能没有悲观。但乐观与悲观的最佳配方比是多少？积极心理学家兼企业顾问马歇尔·洛萨达（Mar Cial Losada）给出了最好的答案，2.9013∶1，约为 3∶1。"只有当积极率高于

3∶1时，才能有足够的积极情绪来滋养人类的欣欣向荣。"① 怎样才能保持积极率高于 3∶1？最好的方法是怀着正面信念生活。

1. 保持开放的心态

"开放的心态不仅能增强你的魅力，而且也能让你变得更有说服力。"② 领导保持开放的心态，才能容忍工作中的不确定性，比如组织的发展、变革，下属不一样的思想和行为，不完善的规则制度等。领导保持开放的心态，才会把工作当乐趣，灵活地执行规则，让下属在工作中找到快乐。

2. 关注积极面

生活中有好就有坏，有正面就有负面。领导要有意识地改善心智模式（心智模式也是思维定式，是我们感知、评价、认识事物的方法和习惯，也是我们看问题的角度和指导我们思考和行动的方式），要学会关注正面，看到社会的进步、下属身上的优点和努力的作用等。这需要领导善于反思自己的心智模式是积极的还是消极的。如果自己的心智模式以消极为主，应设法改变，每天练习。如三件好事练习。每天下班回家，想想今天自己遇到的三件好事是什么？包括自己做的好事、完成的艰巨任务、别人为我做的好事、我看到的好事等都可以，或者写在日记本上，或者与家人分享。经过一段时间的练习，我们的大脑就形成了搜寻和注意积极面的惯性，产生新的神经连接，从而有效改善我们的心智模式，让我们真切受益，获得愉

① ［美］芭芭拉·弗雷德里克森著，王珺译：《积极情绪的力量》，中国人民大学出版社 2010 年版，第 128 页。

② ［美］埃伦·兰格著，王佳艺译：《专念》，浙江人民出版社 2012 年版，第 140 页。

悦的情感体验，提高工作效率，改善人际关系，在工作中找到愉悦感、成就感和价值感。

领导怀着正面信念生活，还要保持心理的灵活性。就要记住该记住的，忘记该忘记的，改变能改变的，接受不能改变的，让乐观与悲观保持最佳的配比。

（三）找到乐观的源头

弗洛伊德（Sigmund Freud）认为，所有人类活动都是为了避免焦虑。当今时代，每个人都渴望幸福，追求快乐。但许多人都误以为有权有钱就能幸福、快乐，避免焦虑。所以，人们都不断向外索取，结果却疏离了人与人的关系，幸福快乐更是与我们渐行渐远。乐观的源头是保持内心的温暖，建立起与他人的紧密连接，在工作中实现自我价值。

1. 增加善意举动

"穷则独善其身，达则兼济天下"是君子的本色，也应成为领导的自我要求。生活中，帮助他人，才能更好地帮助自己。一个人正是在帮助他人的活动中，才能让内心的创造力自然外溢，看到自己真实的积极心理能量，增强自信，提升能力，激活内在向上的力量，提升自己的能力。事实上，衡量一个人的优秀，并非手握多大的权力，拥有多少财富，而是你能给多少人提供服务，有多少人需要你。而领导肩负着服务社会的特殊责任，增加善意的举动，就是要心系群众，更好地为人民服务，让群众生活得更美好。这既是领导的本分，也是党组织的要求，更是领导避免人格分裂、坦荡做人、体验真实快乐的方法。

2．对未来充满希望

领导对未来充满希望，就能包容过去，放下过去的失误、遭遇的不公正、他人的不友好等，不再为过去的不如意纠结、沮丧，甚至怀恨在心，放下心理包袱，轻松向前。领导对未来充满希望，就能更好地珍惜现在，感受眼前的美好；珍爱自己的工作岗位，脚踏实地，做好手头的工作；不急功近利，为未来的发展夯实基础；尊重在工作中与他人建立起来的所有连接，快乐工作。领导对未来充满希望，才会眼光长远，不被眼前的困难吓倒，不被日常的琐碎羁绊，不断寻找未来的发展机会，在促进组织发展中体验自我提升、自我实现的快乐。

3．心怀感恩

心理学家通过研究证实，常怀感恩之心，不仅是增加积极情绪、习得乐观、补充积极心理能量的有效方法，也是领导克服困难、抵抗挫折的动力之源。心怀感恩，领导要多想想，需要感恩哪些人？为什么需要感恩他们？他们在我的人生旅途中给予了我什么帮助？用写感恩信、感恩日记的方式记录下来。通过感恩让我们时常重温世间人性的温暖，感受人与人之间的真情实意。感恩能让我们在困境中看到援手，避免绝望，重燃希望。领导只有心怀感恩之心，在工作中才顶得住压力、不害怕辛苦、受得了委屈，超越自我，达到越付出越快乐的崇高境界。

4．与他人建立友好而亲密的关系

中国古代思想家荀子说过："人之生，不能无群。"古希腊哲学家亚里士多德在其名著《政治学》一书中也曾说："人在本质上是社会性动物，那些生来就缺乏社会性的个体，要么是低级动物，要么就是超人。"① 这些论述都充分说明了人的本质属性是社会性。单个的人如同漂泊于大海中的一叶小舟，随时都会被风浪打翻，需要有爱情、友情和亲情护航，才能感受快乐航程。缺失了与他人的友好连接，或者与他人对立，快乐就会离场，孤独、焦虑甚至痛苦就会找上门。乔纳森·海特说："我们永远无法适应人与人之间的冲突。"② 领导如何才能建立良好的工作关系，打造高效团队？还是神奇的3∶1，即积极沟通与消极沟通的比例高于3∶1才可能打造成功团队，这是马歇尔·洛萨达对企业进行长期研究得出的结论。他还认为，要营造幸福的婚姻，夫妻间积极沟通与消极沟通的比例要提高到5∶1（包括肢体语言和非肢体语言的沟通）。可见，魔力数字3∶1是领导建构高效团队、经营幸福家庭、乐享愉悦人生的秘密武器。

5. 在实干的收获中习得乐观

积极心理学家研究发现，美妙的心流是人最高的快乐境界，即全身心投入一项工作，达到物我两忘时的体验。工作是体会心流的最佳场所，是快乐的源泉。在工作中越投入，越能打开潜意识的通道，充分激活大脑神经，增强想象力和创造力，不仅提高工作效率，还能让人想到更多解决问题的办法，克服难以想象的困难，实现看似不可能的目标。同样，领导在工作中越是肯实干敢担当，自我实现越充分，成就感和价值感越强，为社会做出的贡献越大，就能最大限度地在工作中体验

---

① 王惠、刘睿：《当代中国：社区发展与现代性追求》，人民出版社2011年版，第24页。

② ［美］乔纳森·海特著，李静瑶译：《象与骑象人》，浙江人民出版社2012年版，第109页。

美妙的心流，收获习得性乐观。

五、领导不能让乐观过了头

领导何时需要乐观？一是在工作取得可喜成绩时，如何才能百尺竿头、更进一步，防止停滞不前；二是当工作推进到艰难时刻，如何才能激励下属持续发力，不放弃；三是当遇到挫折和失败，心情郁闷，缺乏动力和热情，需要给自己加油鼓劲等情境时，需要运用乐观技术，转变解释风格和归因方式，提高乐观水平。值得注意的是，领导也不能让乐观过了头。

（一）有时悲观比乐观更客观

对领导而言，适度的悲观是必须的。心理学家研究表明，悲观者比乐观者看问题更客观。作为领导，需要在对未来满怀希望与对问题小心谨慎之间保持平衡，才能带领组织行稳致远。领导保持适度悲观，才能做到实事求是，在做规划、定决策时减少盲目冲动、好高骛远。尤其是在做风险性项目规划、预防公共安全事故、环保责任测评等代价高、难弥补的工作时，需要悲观。因为悲观可以充分估计最坏的结果，做好应对准备，避免给组织带来灾难性后果。

（二）领导过分乐观也是祸

悲观保障了我们安全，却限制了我们的发展；乐观让我们一路向前，却忘记了身处危险。领导过分乐观，就看不到潜在的危险和隐患，在财务支出、风险投资、社会稳定、安全管理等工作中就会放松警惕，造成不必要的损失；领导过分乐观，容易自我膨胀，夸大成绩，听不进他人的意见，专制集权，造成下属的低自主和高无助，降低组织发展活力；领导过分乐观，常常会对自己的行为不负责任，出现问题时把责任推给别人，影响人际和谐。

总之，作为领导，悲观与乐观都不可或缺，要保持二者的平衡，既要恰逢其时，也要恰如其分。

第五章

领导的持续战斗力
——韧性

在充满挑战、压力的情境下，为什么有些领导表现更优秀并不断胜出？而有些领导却对自己缺乏信心，放弃或退缩？在各种诱惑面前，为什么有些领导能坚守底线，拒绝被腐蚀？而有些领导却深陷泥潭，甚至万劫不复？面对变革和未来的不确定，为什么有些领导敢于直面，提早做好准备？而有些领导却畏难惧怕，怨天尤人？领导如何才能勇于跳出舒适区，挡住诱惑，战胜拖延，持续奋斗？

答案是：增强心理韧性。

一、何为韧性

苏格拉底（Socrates）是古希腊著名的哲学家和教育家，他的教学方式经常别出心裁。有一次，在开学第一天，他对学生说，今天只学一样东西，就是把胳膊尽量往前抬，然后再尽量往后甩。结果引来学生哄堂大笑。学生说，这么简单的动作还用得着学吗？苏格拉底严肃而认真地说，这个动作并不简单，其实它很困难。他还给学生做了示范，并要求学生从今天开始，每天重复100次。10天之后，苏格拉底问，谁还在坚持这个甩手动作？大约有80%的学生举手。20天之后，苏格拉底又问，谁还在坚持这个甩手动作？大约有50%的学生举手。3个月之后，苏格拉底再问，谁还在坚持这个甩手动作？这次只有一个学生举手，他就是后来成为古希腊另一位著名哲学家的柏拉图。

事实上，我们手中的很多事情做起来都很简单，难的是坚持到底。坚持需要心理韧性，在某种意义上坚持就是韧性。

　　韧性本是一个广为人知的物理学概念，原意是指物体受挤压后能恢复原状的特性。在生活中人们总会把韧性与人的意志品质相提并论。在心理学上，韧性还没有统一权威的定义，有些学者也常把韧性等同于人格特质。如 Connor K. M. 认为："心理韧性是个体应对压力、挫折、创伤等消极生活事件的能力或特质。"①。积极心理学家弗雷德·路桑斯认为，韧性是"一种可开发的能力，它能使人从逆境、冲突和失败中，甚至是从积极事件、进步以及与日俱增的责任中快速回弹或恢复过来"②，是"以在重大困难或危险情境中能积极适应为特征的一类现象"③。可见，韧性不仅是一种与生俱来的人格特质，同时也是状态类心理资本，是个体与所处环境中的危险因素和保护因素交互作用的动态过程，是可测量、可开发的积极心理能量，是压力缓解、困境心态复原的重要心理机制。所以，心理韧性是一个综合性的定义，如英国心理学家道格·斯特里查吉克等人在《心理韧性》一书中指出，"心理韧性的综合定义是：心理坚韧的个体外向，更有社会性，因而能够保持安静和放松状态；他们在许多状况下都有竞争力，而且焦虑水平更低；由于高度自信并坚信能够控制自己的命运，因而相对不受竞争或

---

　　①　江瑞辰：《心理韧性的作用机制及其应用研究述评》，《江苏教育学院学报》（社会科学版）2012 年第 1 期，第 60 页。

　　②　［美］弗雷德·路桑斯著，李超平译：《心理资本》，中国轻工业出版社 2008 年版，第 101－102 页。

　　③　［美］弗雷德·路桑斯著，李超平译：《心理资本》，中国轻工业出版社 2008 年版，第 106 页。

困境的影响"①。道格·斯特里查吉克等人通过大量的实证研究后，认为心理韧性包括四个主要成分，并相应提出心理韧性的4C模型：挑战（Challenge），将挑战看成一种机会；自信（Confidence），拥有超强的自我信任感（包括能力自信和人际自信）；承诺（Commitment），能够专注于完成任务；控制（Control），相信自己能够掌控命运（包括生活掌控和情绪掌控）。

韧性也是世界不同国家、不同种族文化都崇尚的心理人格。"天行健，君子当自强不息"是我国传统文化的精髓，是中华民族源远流长、生生不息的精神支柱，更是当下党和人民对领导的基本要求。"自强不息"是个体心理韧性的外在表现，它要求领导生命不息，奋斗不止，无论遇到多大的困难和阻力，都勇往直前，无论遭受多大的打击和失败都能重新站起来，继续奋斗。蒲松龄的自勉联："有志者，事竟成，卧薪尝胆，三千越甲可吞吴；苦心人，天不负，破釜沉舟，百二秦关终属楚"②，是对韧性价值和作用的最精辟阐释。

本杰明·富兰克林（Benjamin Franlin）曾说过："唯坚韧者始能遂其志。"韧性是领导必备的心理资本，是助力领导成功的重要品格优势。纵观世界上所有卓越的领导者，无一例外，在困难面前都具备永不言败的精神，在追求目标过程中都拥有坚忍不拔的毅力。

---

① ［英］道格·斯特里查吉克等著，周义斌等译：《心理韧性》，北京理工大学出版社2017年版，第43页。

② 贾丹丹：《北大哲学课》，中国华侨出版社2013年版，第174页。

二、领导的韧性不可"缺"

（一）领导缺乏韧性的主要表现

1. 虎头蛇尾，缺乏恒心

领导缺乏韧性，做事就会凭兴趣、看心情，没有持之以恒的韧劲。俗话说"新官上任三把火"，说的就是有些领导履新上任时以其改变现状的决心，体恤民意之真心，赢取民心，展现才干，但过段时间之后，就偃旗息鼓，一切依旧。还有些领导在引项目、抓工作之初信誓旦旦，不达目的不罢休，但遇到困难和阻力时要么很快放弃，要么降低标准，敷衍塞责，半途而废。

2. 没有自信，害怕挑战

韧性不足的领导没有持之以恒坚持学习的习惯，知识储备不足，不会把挑战看作机会，也不注重理论与实际相结合，对自己的能力缺乏自信；不注重工作方法的积累和反思，在面对工作中的问题时，老办法不管用，新办法不会用，常常是手足无措；只注重结果，不看过程，面对工作中的困难，既没有长期作战的思想，也缺乏"克服困难就有收获"的意识。在工作中害怕挑战，喜欢避重就轻。

3. 办事拖拉，畏难逃避

随着改革向纵深发展，面对利益固化的藩篱，对领导提出的挑战，可谓前所未有。有些领导却没有涉险滩、啃硬骨头的心理准备，在全面推进改革的新形势下，焦虑沮丧，畏难情绪增长。面对深层次的利益关系和矛盾，缺乏动真碰硬的勇气，敷衍拖延，表面应付，能拖就拖；在困难面前，缺乏勇往直前、坚忍不拔的精神；在挫折面前，悲观绝望，逃避退缩，缺乏百折不挠、越挫越勇的精神。

4. 专注缺乏，诱惑难挡

领导缺乏韧性，往往经不住干扰和诱惑。一是害怕付出努力，无法把精力集中于学习和工作等需要意志努力的事情上，贪图享乐，追求安逸，无所作为，要么把大量的时间用于觥筹交错、把酒言欢，要么用于游戏棋牌、休闲娱乐。他们面对激烈的变革和日新月异的未来，深感茫然，不能主动应变，而是被动应对。二是缺乏意志品质，抵挡不住各种诱惑，在金钱、美色面前底线容易失守，吃了不该吃的，拿了不能拿的，明知不可为而为之，最终被金钱美色所俘获，出卖原则，搞权钱交易。

5. 掌控感低，情绪易怒

韧性缺失的领导在工作和生活中都较为被动，不相信自己能掌控自己的命运，也无法掌控自己的情绪。一是认为职位升迁，主要由组织和上级领导决定，或者凭运气，自己努力所起的作用小。如有些领导热衷于求神拜佛，而不是主动提升自己，自我掌控感低是其根源所在。二是有些领导无法掌握自己的情绪，遇到不如意就大发雷霆，面对下属失误总是咆哮怒吼，而不是心平气和地分析解决问题，或提供建设性意见，努力提升下属的能力和责任感。三是有些领导也不善于察觉和疏导下属的情绪，任由下属心理压力积累，降低了组织发展的内生动力。

（二）领导缺乏韧性主要源于感性与理性的分裂

感性与理性的分裂和失调是领导缺乏韧性的心理原因。

现代脑科学研究证明，人的心理运行机制主要由脑干、边缘系统和大脑新皮层三部分相互协同而起作用。脑干是原始脑，无论从人类进化的历史，还是从胎儿发育的过程，都证明了脑干是最早发育完成的部分，负责人的生存和安全，是自我保护中心，在受到外界不安全因素刺激时，它的反应机制只有两种，即战斗或者逃跑。边缘系统是情绪脑，也是高等脊椎动物所共有的中枢神经系统，负责感觉、情绪、行为、学习、记忆等心理和行为活动，以及内脏活动的调节，是情绪和情感的中枢。大脑新皮层则是人类在长期进化过程中发展起来的思维和意识的器官，也是人类独有的智力脑，负责理性思维、分析、判断。

可以说，人的心理系统是由感性心理（包括安全心理、情绪心理）和理性心理组成的。安全心理和情绪心理是人的本能，力量强大，追求生存、高兴、舒适、快乐，决定喜不喜欢；理性心理追求对错、好坏、评判应不应该等，但与前两者相比，力量更弱小。人内在的三种心理有时候相互统一，协调一致，相互支持，密切合作；有时候又相互纠结和冲突，各行其是，相互撕扯。在多数情况下，安全心理和情绪心理因为有放纵、贪婪、愤怒等本能强大力量的鼎力支持，更有可能取胜。所以人的感性心理和理性心理常常失衡，在情绪上也容易失去控制，让消极情绪泛滥，如抑郁、悲哀、发怒、狂躁等；在行为上很容易违背理性判断，与认知发生冲突，做了许多明知不该做却忍不住做的事情，比如懒惰、拖延、放任、贪婪等。

罗马诗人奥维德（Publius Ovidius Naso）在《变形记》一书中，描写了对杰森的爱与对父亲的责任之间发生矛盾和冲突时，女主角美狄亚左右为难、痛苦万分的心理状态，可谓入木三分，"她哀叹道：'一股奇妙的力量牵引着我向前。情欲及理性各自朝不同的方向拉扯着我。我很清楚哪一条是正确的路，心理也很认同，但我却踏上错误的路。'"①。这可谓是人面对感性与理性分裂与失调时，内心真实状态最传神的描述。

（三）领导的韧性不可缺

领导缺乏心理韧性，会带来一系列的不良后果。

1. 内心冲突，成长乏力

人是矛盾的综合体，常常面临心灵和身体的对抗，感性和理性的纠结，行为的控制化与自动化的冲突。所以，人的成长进步并非如"所有社会科学口径一致地主张：人类是理性的个体，会利用手边所能掌握到的信息及资源，恰当地设定目标，达成目标"②那样简单，可以预测。领导作为人民的公仆，从理论逻辑的角度，理应加强学习，积极进取，充分利用组织提供的学习和实践锻炼平台，增长才干，更好地为党分忧，为人民服务。而现实生活中，有些领导并没有按照这一理论逻辑自然发展，有些甚至还会走上相反的方向。每个领导的内心深处都不甘堕落，都有自我发展、自我完善、为民服务、争做党的

---

① ［美］乔纳森·海特著，李静瑶译：《象与骑象人》，浙江人民出版社2012年版，第12页。

② ［美］乔纳森·海特著，李静瑶译：《象与骑象人》，浙江人民出版社2012年版，第11页。

好干部的一面；同时又有自我放纵、贪图安逸、难拒诱惑、害怕付出、自信不足的另一面。人的一生都要与自己内在的向上和向下这两股力量纠缠不休，尤其是领导，由于手中掌握权力，这两股力量的冲突更为激烈，也常常被向下的力量击倒，心理韧性降低。这就是为什么有些领导有很好的自我认知，明确自己肩上的责任，但又拿不出实际行动，有心却无力；有些领导越是面对重大责任，越是内心瘫软，成了"理想的巨人，行动的矮子"，以至于"我们发了一大堆声明、誓言，下了无数次的决心，但总是意外地发现自己执行的意志是那么软弱"①；有些领导没有充分发挥自己的潜能，成为最想成为的自己，平平庸庸、碌碌无为过一生。

2. 信念动摇，缺乏激情

人的一切行为都要靠精神来支撑，没有精神追求，必然缺乏持之以恒的韧性。毛泽东曾说过："人是要有一点精神的。"②有精神追求的人，才能让自己的感性心理与理性心理相互配合，将激情与理想完美统一为顽强的心理韧性、不达目的不罢休的决心，从而形成战胜一切艰难险阻的强大动力。如在革命战争年代，无数革命先烈依靠救亡图存的精神理想，抛头颅、洒热血，战胜了一个又一个困难，创造了惊天地、泣鬼神的业绩，完成了民族独立、人民解放的历史重任。革命取得成功后，党在和平的环境下长期执政，面临的最大考验就是领导缺乏理想信念，任由惰性和享乐统领自己的头脑，放弃了精神追

---

① ［美］乔纳森·海特著，李静瑶译：《象与骑象人》，浙江人民出版社2012年版，第29页。

② 李慎明：《全球背景下的中国大党建》，人民出版社2010年版，第293页。

求，仅把个人提拔和生活需要作为主要工作动机，工作中必然没有激情和动力，容易满足现状，贪图享乐，缺乏意志，出现"为官不为""懒政""怠政"等现象也不足为奇。

根据人民论坛问卷调查中心的最新调查显示：41.7%的人认为现在干部干事创业"动力非常充足"，21.3%的人认为"动力比较充足"；但也有19.9%的受访者认为干部干事创业动力"一般"，9.7%的人认为"动力不充足"，7.4%的人认为"动力严重不足"。① 可见，领导干事创业动力不足，并不是个案。

当下，有些领导不想干事，缺乏"踏石留印，抓铁有痕"，狠抓落实的精神，其根源就在于理性认知与行为动力不相符，责任担当与心理韧性不匹配。

3. 情商降低，绩效不佳

"领导定义包含两层含义：一是要带领他人；二是要教导他人。'带领他人'就是要求领导者要有本领；教导他人要求领导者要有智慧，要'懂得比他人多'。"②。

领导要增强"本领"和"智慧"，不仅要提升理性智力（智商），更要提高情绪智力（情商）。丹尼尔·戈尔曼（Daniel Goleman）把情商概括为五个方面的能力：一是察觉自己情绪的能力；二是妥善管理自己情绪的能力；三是改善自己不良情绪的能力；四是察觉他人情绪的能力；五是引导他人积极情绪的能力。丹尼尔·戈尔曼认为在困境中，人感觉的作用常常

---

① 人民论坛"特别策划"组：《干部动力与发展活力》，《人民论坛》2018年第9期，第10页。

② 胡月星：《胜任领导》，国家行政学院出版社2012年版，第7页。

超过思维的作用，他说："当一个人面临工作压力、家庭变故、突发事件时，良好的情商是妥善处理这一切的必备素质。"① 情绪智力高的人才能带领团队走向成功，实现组织目标，成为出色的好领导。

情绪智力是我们把控自己的情绪、提升工作学习的专注度、有效激励他人、对他人的处境能感同身受、建立良好关系、助力他人提高工作绩效的能力，是影响领导心理韧性提升的重要因素。情绪智力高的领导不仅有良好的自我意识，能自我监控、自我激励、严于律己，更有耐性、更懂人心，善于肯定和鼓励下属，察觉和疏导下属的不良情绪，鞭策和激励团队成员，增强团队韧性，打造高效团队，而不仅仅是发号施令。

然而，在现实生活中，无论是组织，还是领导自己，都更注重理性智力的培养和提高，忽视情绪智力的修炼，智商高情商低的现象在领导中普遍存在。这就造成了有些领导在各种干扰面前，难以做到专心致志、全力以赴，工作效率低下；在困难和挫折面前情绪低落，看不到失败的积极意义，陷于愤怒、自责、悔恨的思维定式中难以自拔，无力从困境中崛起；在急难险重任务面前，难以保持冷静、放松心态，在焦躁中心智受损，分析、研判问题的能力降低；面对下属能力不足，缺乏耐心，难以保持良好的沟通，也不善于引导下属思考和解决问题，鼓励和帮助下属成长，增强组织发展的活力；当下属出现失误而心理受挫时，难以做到心平气和，缺乏感同身受的能力，常常在愤怒和指责中挫伤下属的自尊心和工作积极性，造

---

① ［美］丹尼尔·戈尔曼著，杨春晓译：《情商》，中信出版社 2010 年版，初版序。

成人际关系不和谐，降低团队持续竞争力；面对工作和生活中不如意，有些领导对人生的满意度下降，幸福感减弱，容易压抑痛苦，狂躁愤怒。以上现象，究其原因是情绪智力不高，韧性资本不足，缺乏对自己命运和自我情绪的掌控感，也缺乏对自己工作能力和人际交往能力的自信心。

著名作家王小波说过："人的一切痛苦，在本质上都是对自己无能的愤怒。"

"有研究证据表明，心理韧性与情绪智力能够一起发挥作用。"[①] 当团队走入困境时，情绪智力高的领导者能充分利用各种资源，让团队成员与自己共渡难关，而情绪智力低的领导由于缺乏韧性等积极心理能量，也没有人力资本和社会资本的支持，领导效能低，也不敢大胆变革，以适应新的形势，终将难成大事。所以，有人认为：领导个人的成长之路，往往是靠智商入职，靠情商晋升。好在"人脑的神经回路具有很强的可塑性，性格不是先天决定的"[②]，尽管人的情商受遗传影响较大，在一定意义上决定每个人的性格和气质，但领导可以通过学习，重塑大脑，提升情绪智力。

4. 惰性习惯，难破"舒适区"

惰性是人的本能和心理防御机制，也是人容易染上，又难以改掉的坏习惯。每个人的身上或多或少都有惰性。生活中，许多人都好逸恶劳，追求安逸舒适，崇尚娱乐至死。所以，惰性是韧性的天敌。如人们努力之初都不太快乐，面对困难都会

---

① ［英］道格·斯特里查吉克等著，周义斌等译：《心理韧性》，北京理工大学出版社 2017 年版，第 7 页。

② ［美］丹尼尔·戈尔曼著，杨春晓译：《情商》，中信出版社 2010 年版，第 11 页（初版序）。

焦虑，需要付出都有犹豫。每个人都担心挫折，害怕失败，都不愿离开自己习惯的"舒适区"。现实生活中人们花大量的时间看电视、玩手机，吸烟、酗酒成瘾，沉溺于网络游戏、棋牌麻将，甚至染上毒瘾被毁等都是惰性所致，是缺乏韧性的外在表现。"舒适区"也叫"心理舒适区"，是指让人感到舒适的心理状态和习惯了的思维、行为模式。沉溺于"舒适区"的人往往惰性强，心理韧性弱。在工作中不喜欢变化，害怕挑战，习惯于熟悉的环境，与熟人相处，做熟练而容易的工作。

领导的"舒适区"主要指习惯的工作环境、工作内容、同事关系、沟通方式、生活情境、情绪表达、官场文化等。沉溺于"舒适区"的领导容易满足于现状，不思进取，故步自封；思想麻木，逃避压力，缺乏危机意识；害怕变革，不敢挑战，没有拼搏精神。领导长期沉溺于"舒适区"，无法克制自己的惰性，缺乏韧性，难以适应工作变动和职位的升降，没有主动学习的自觉性，就如同"温水煮青蛙"，必然跟不上时代的步伐，终究会被淘汰。

5. 心理失去免疫力，难挡诱惑

人的行为主要受两种因素的影响和制约，一是个体内在需要，二是外在物质刺激。许多领导之所以走上犯罪道路，主要是受贪婪等情绪心理控制，私欲膨胀，内心产生了非分之需。与此同时，有些利益集团利用大量的金钱物质、舒适娱乐、耀眼美色等为诱饵，对领导展开"围猎"，不断进行刺激，强化他们的非分之想。这样，心理韧性不强、意志薄弱的领导，由于缺乏心理免疫力，心理防线很容易被冲破，最终走上以权谋私、行贿受贿的犯罪道路。

如大量的腐败案件，并非都是手中掌权的领导不懂党纪国法所致。恰恰相反，有些腐败分子还有较高政策水平和丰富的法律知识，但在金钱和美色面前，还是经不住诱惑，贪婪战胜了理性，知道随时都有受到制裁、身陷囹圄的危险，却孤注一掷，以身试法，明知不可为而为之。

在贪念中迷失自我

——吉林省洮南市政协原党组副书记、副主席

李青海严重违纪违法案剖析①

李青海于 1988 年毕业后考入镇赉县法院工作。由于工作出色，于 2001 年调到五棵树镇任党委副书记、镇长，2003 年任镇党委书记、人大主席，直至 2014 年 9 月案发。据李青海回忆，他刚任五棵树镇党委书记的几年，一心扑在工作上，严格自律，拒收贿赂，有人称他是"为理想而奋斗的人"。然而，随着镇经济快速发展，各方面条件改善，李青海开始飘飘然，居功自傲、虚荣心也随之膨胀，贪欲之门也慢慢打开。随着手中权力增大，求他办事的人越来越多。他认为，有能力帮别人是交朋友的一个方式，别人对他的"感谢"，也能满足自己所需。他从收受到索取，由小额到巨款，贪欲如冲开闸口的洪水，想收也收不住了。经查，2007 年 12 月至 2014 年 9 月，李青海共收受钱款 280 余万元。李青海在谈及自己违纪违法心态时说，对自己的行为已经严重违纪违法也心知肚明，但当时贪婪和侥幸已经在心里占了上风，完全将党纪国法抛诸脑后。

---

① 《在贪恋中迷失自我——吉林省洮南市政协原党组副书记、副主席李青海严重违纪违法案例剖析》，中央纪委国家监委网 2018 年 9 月 12 日。

丹尼尔·戈尔曼在《情商》一书中说："如果问我们时代最需要的两种道德立场是什么，那就是自我克制和同情心。"①作为领导，更是如此。人的欲望无限，而资源有限，在外在刺激增多的条件下，领导如果心理韧性不强，自我克制能力弱，必然难挡诱惑，管不住贪欲，自然就会走上犯罪道路。领导如果没有对民众的同情心，心中只有自我，贪欲就会疯长，"为民服务"只会成为口号。领导只有妥善地处理感性与理性的关系，才能行稳致远，在奉献社会中实现自我价值，取得成功。

三、高韧性领导者的心理特征

认知、情感和意志是人心中的三条腿，少了任何一条，或长短不齐，人的心智都难健全，人格也不会完善。在一定意义上，坚韧就是意志力。坚韧的性格是成功者坚强的后盾，是领导履职途中必需的装备。因为领导肩上的责任比普通职工更重，党和人民对领导的要求更高，压力也更大，经受的挫折更多，需要有强大的内心世界、持久的精神动力，才能带领组织实现目标。弗雷德·路桑斯说："阅读任何世界一流领导者的传记，他们的韧性都会给我们留下深刻的印象。"事实上，没有韧性的人不可能成长为优秀领导。

邓小平就是心理韧性极强的杰出领导人。

---

① ［美］丹尼尔·戈尔曼著，杨春晓译：《情商》，中信出版社 2010 年版，第 17 - 18 页。

邓小平在"'文化大革命'期间，无论在任何情况下，总是显得那么沉稳、老练，泰然处之。在身处逆境的日子里，对'左'倾领导者有过愤怒之情，但他有怒不动感情；对来自'四人帮'的政治谩骂，他说'我是聋子不怕响雷打'；对来自不怀好意的人的旁敲侧击、讽刺挖苦，他一笑了之；甚至对来自别人的陷害、中伤，他能忍辱负重。在他身上很少有'挽袖子、拍桌子、甩帽子''大发雷霆''火冒三丈''怒发冲冠'之类的激情爆发。邓小平虽然不动声色，但内心的力量却坚如磐石，对人生的挫折有超凡的容忍力"①。

一般而言，高韧性领导者有如下心理特征：

（一）能延迟满足需要

1960 年，著名心理学家瓦特·米歇尔（Nstt Mitchell）在斯坦福大学幼儿园，对一群 4 岁左右的孩子进行了这样一个实验：他们给每个孩子发一颗软糖，等孩子拿到软糖之后，实验人员告诉孩子，谁能坚持到老师回来时还没把这颗软糖吃掉，谁就可以得到另外一颗软糖作为奖励。但是，如果老师还没回来你就把糖吃掉的话，你就只能得到手里这一颗软糖了。当实验人员离开 15 分钟之后再回来时，结果可想而知，有些孩子已经吃掉了软糖，而有些孩子的软糖还攥在手中，并得到了奖励。瓦特·米歇尔据此把这些孩子分成奖励组和未受奖组，并进行长期跟踪研究。十几年后，发现奖励组（未吃软糖）的孩

---

① 胡月星：《胜任领导》，国家行政学院出版社 2012 年版，第 206 页。

子多数都上了较好的大学，而未受奖组（吃掉软糖）的孩子多数学业不理想。等孩子们成年后，跟踪研究发现当年奖励组的孩子成年后多数都事业有成、家庭美满，较少有不良嗜好，生活在社会的中上层。而未受奖组的孩子成年后多数都生活在社会的底层，有些职业不稳定、生活拮据，有些家庭不完整，有些染上不良嗜好，有些有犯罪记录。这就是著名的"软糖实验"，也叫"冲动实验"。该实验证明了自控力、抑制冲动和延迟满足需要的能力对个人成长和发展的影响。每个人都会有冲动和需要，但控制冲动和延迟满足需要的能力却因人而异，这决定了每个人心理韧性的不同，从而影响了人的行为选择、行为习惯及人生表现。作为领导，有无控制冲动和延迟满足需要的能力，显得更为重要，常常会影响个人的前途和组织的命运，有时候，甚至决定领导的未来是光明的前景，还是万丈深渊。古今中外，无数正反两方面的事例，都给我们以深刻的启示。

　　"20世纪50年代，日本索尼总裁盛田昭夫接到美国布洛瓦一个厂商的订单，要订购索尼10万台晶体管收音机，这宗买卖相当于当时索尼全部资产的三倍。但有一个附加条件，必须打上'布洛瓦'的名字。面对如此诱人的机会，盛田昭夫却坚决回绝了。他说：'我不会出卖索尼的名字，否则，我们就永远不会有自己的历史。'多年后，盛田昭夫说：'这是我一生做出的最英明抉择。'"① 否则，

---

①　李名国：《心理资本创造绩效》，中华工商联合出版社2014年版，第144 – 145页。

今天就不会有世界五百强的索尼公司，更没有享誉世界的索尼品牌。

由此可见，作为领导，缺乏控制冲动和延迟满足需要的能力，不仅会自毁前程，也会葬送组织的未来。现实中，有些领导为了短期利益和个人的得失，不惜以牺牲资源和环境为代价，盲目引进资金、推进项目等，就其心理原因主要是急于求成，既没有坚韧的心力和长远的眼光，更缺乏控制冲动和延迟满足需要的能力。追求立竿见影的政绩，丢掉了为子孙后代负责的使命感和责任感。

（二）不畏惧挑战

敢于挑战是人不断改变自己，以完成或面对超出常规活动和事件的内在积极心理能量，也是韧性的重要心理特征。如完成超出个人应对能力的任务、适应新的工作岗位、做没有经验的工作、与不熟悉的人合作、执行新的制度政策、适应不同的政治生态环境等，都是对领导的挑战。道格·斯特里查吉克（Doug Strycharczyk）等对作为心理韧性的应对"挑战"的态度进行研究，认为其量表的编制应由两部分构成，"第一是对变化和新经验的看法；第二是个体对失败的解释和拓展自我的方式"[①]。可见，衡量领导心理韧性高低的指标包括：是否把挑战看成自己学习成长的机会；是否敢于革新求变，不断学习新知识，寻求新经验；是否敢于尝试新事物，并愿意承担风险；把

---

① ［英］道格·斯特里查吉克等著，周义斌等译：《心理韧性》，北京理工大学出版社 2017 年版，第 90 页。

失败看成最后的结果，还是从头再来的资本和经验等。事实上，这些衡量领导心理韧性的指标就是领导面对挑战能否抓住机会，取得成功的重要根据。

有一个喜欢思考的年轻人，在一家大公司工作了一段时间后，他想知道上司对他工作的看法，也希望换一个有挑战性的工作岗位。为此，他给公司总裁写了一封信，详细描述了自己的工作，还提到了自己的愿望。几天后，他竟然收到了总裁的回信。信中总裁说公司要建新厂，要求他负责完成新厂机器的安装，并把机器安装的图纸也装在信封里寄了过来，限期让他完成任务。而这位年轻人并没有学过机器安装的知识，这对他来说是一个巨大的挑战，但他并没有退缩，而是认真研究，向有关人员虚心请教，最后按期完成了任务。当他被叫到总裁办公室时，听到的是他被聘为新厂总经理，年薪比原来提高 10 倍的好消息。总裁告诉他得到重用的理由是"具备快速接受新知识的能力，有勇气，敢于挑战新经验，是新厂总经理最合适的人选"。[1]

（三）能坚守住底线

老子曾说过："胜人者有力，自胜者强。""自胜"就是能战胜自己的惰性、欲望，管得住自己的情绪，控制住自己的行为，在名利、荣辱、得失面前能守住底线，约束住自己，不骄奢、不放纵、不随波逐流，不断进取。可见，"自胜"才是真

---

① 翟文明：《小故事大道理》，中国华侨出版社 2011 年版，第 76—77 页。

正的强大，"自胜"需要内心坚韧，"自胜"要求做到自律慎独。"自胜"既是我国传统文化极力推崇的美德，也是在挑战增强、诱惑增多的时代背景下，领导做人做事的内在动能，坚持原则底线的积极心理资本和走向未来的护航神器。

许多年前，苏格兰有个手艺高超的老木匠，他的手下有一高一矮两个学徒。高个子学徒脑子灵活，动手能力强；矮个学徒很勤奋，只是做事时显得有些慢。

一天，老木匠对两个学徒说："你们已经学到了足以养家糊口的手艺，按照老规矩，我掌握的最精湛的手艺只能传给一个人，我要一碗水端平，选出最合适的接班人。"

老木匠让两个学徒各自上山砍木材，每人各做一张板凳，谁做得好，谁就获胜。高个学徒选了一棵又高又粗的杨树，矮个学徒则选了一棵又矮又细的杨树。结果，高个学徒因材质好，手脚快，很快就把木凳做好了。矮个学徒的材质差，做活慢，自然没有高个学徒做得好。

老木匠问矮个学徒："山上那么多又高又粗的树，你为何不挑？"

矮个学徒说："我发现，那些又高又粗的树上大多筑有鸟巢，我在树下甚至能听到小鸟的叫声。所以，我就选了一棵又细又矮的。"

最后，矮个学徒被选为接班人。老木匠认为，一个没有爱心的生意人是难成大事的。

多年后，矮个学徒成立了自己的家具公司。当别的公司在压低工人工资、以次充好，扩大生产规模时，他的公司却脚踏实地，以最优的品质、最合理的价格占领着市场。很快，矮个学徒的公司成了家具行业的龙头老大。

他就是苏格兰家具大亨诺尔斯（Knowles）。有人问他成功的秘诀，他淡淡一笑："我之所以成功，是因为心里永远装着消费者。"

商人心理装着消费者才不会生产假冒伪劣产品，不坑蒙拐骗，不以次充好。领导心理永远装着人民，才能保持内心的坚韧，坚守住底线，克己奉公，吃苦耐劳，勇担责任，急人民所急，想群众所想，成为真正的"自胜者"。

（四）不寻找借口

借口是完不成任务、不愿努力、不想付出、遭遇失败时为自己开脱责任的理由。所以，借口是拖延的温床，是堕落的助手，是失败的帮凶，也是无能之人维护自尊的遮羞布。"没有任何借口"或"不寻找借口"是美国西点军校最重要的行为准则，是该校成立200多年来从未改变并不断发扬光大的传统价值观，也是西点军校之所以能为美国军队和社会源源不断地输送优秀人才的根源所在。"不寻找借口"意味着无论在何种情境下，不管付出什么代价，为了实现目标，必须具备百折不挠、坚忍不拔、果敢执行的战斗精神。"不寻找借口"是高韧性领导者的重要心理特征，也是锤炼领导意志、提高心理韧性的重要手段。

领导不寻找借口，才能具备勇敢、顽强、敬业、担当、合作、服从、诚实等优良品格。领导只有不寻找借口，才会自觉担当该担当的责任；高标准、严要求，主动完成各项任务；在遇到困难时才会想尽办法去克服；在繁重的任务面前不抱怨、不指责、不拖延；在急难险重任务面前自告奋勇，挺身而出。领导只有不寻找借口，才不会自甘堕落，心安理得放弃学习；在工作中才不会半途而废，而是想尽办法完成任务；在变革来临时也才不会畏难退缩，竭尽全力去顺应时代之需。领导不寻找借口，才能拥有更多实践锻炼的平台，赢得更多成长进步的机会，在成功与失败的实际经历中磨炼意志、增强信心，强大自己的内心世界。

很多人都读过《致加西亚的信》，作者是阿尔伯特·哈伯德（Elbert Hubbard）。书中讲述了19世纪美国，为了夺取西班牙在美洲的殖民地而发动的一场战争中，一个年轻中尉安德鲁·罗文（Andrew Rowan）"把信送给加西亚"的传奇故事。当时美方有一封极其重要的书信，急需送到古巴盟军将领加西亚的手中，但加西亚正在丛林中作战，没有确切位置。当罗文接受这一艰难任务时，不推脱，不找任何借口，而是立即出发，孤身一人历尽无数艰险，闯过重重危机，最终把信交给了加西亚，完成了看似不可能完成的任务。为了表彰罗文对国家的忠诚、执行任务时不找借口的主动性和不屈不挠的精神，美国陆军司令为他颁发了奖章，并给予高度赞誉："要把这个成绩看作是军事战争史上最具冒险性和最勇敢的事迹。"①

（五）越战越勇

"梅花香自苦寒来，宝剑锋从磨砺出"，不经历风雨，怎能

---

① ［美］阿尔伯特·哈伯德著，赵立光译：《致加西亚的信》，哈尔滨出版社2005年版，第12页。

见彩虹，任何人的成功之路都不平坦，没有谁能随随便便成功。领导者走向成功的道路更是充满荆棘和坎坷，总要经历无数挫折和失败。只有目标坚定，意志顽强，越战越勇，坚持到底不放弃的人才能成为杰出的领导。如毛泽东、邓小平、美国第16任总统亚伯拉罕·林肯（Abraham Lincoln）等。

"孩儿立志出乡关，学不成名誓不还"是少年毛泽东出门求学时，以《七绝·改诗赠父亲》为题，在他父亲的账本上写下的诗词，其中体现了毛泽东坚韧不拔的个性和矢志不渝的精神追求。毛泽东也用他拼搏奋斗的一生，践行了自己当初的誓言。毛泽东曾说过："共产党员就是要为人民奋斗，一万年以后，也要奋斗。"① 在1953年全国财经工作会议上，毛泽东指出："要提倡谦虚、学习和坚韧的精神。要坚韧，如抗美援朝，我们打痛了美帝国主义，打得它相当怕。这对我们建设有利……我们的军队受到了锻炼，兵勇、干智。当然，我们牺牲了人，用了钱，付出了代价。但是我们就是不怕牺牲，不干则已，一干就干到底。胡宗南进攻陕甘宁边区，我们的县城只剩下一个，但我们并没有退出边区，吃树皮就吃树皮，就是要有一股狠劲。"②

要成为优秀的领导，就要做到生命不息，奋斗不止。要奋

---

① 刘峰：《领导哲学》，国家行政学院出版社2015年版，第223页。
② 中共中央文献研究室：《毛泽东著作专题摘编》，中央文献出版社2003年版，第1250页。

斗不止，就要持续付出，如付出时间、付出精力；也要不断放弃，如放弃安逸、放弃休闲、放弃利益，甚至放弃生命；更要永不言败，不怕困难，不怕吃苦，也不怕牺牲；坚持到底，越战越勇，才能取得成功。

总之，高韧性领导者的心理特征主要有：一是无论经历多少委屈和失败，都能心态平和，不悲观、不急躁，积蓄力量，等待时机；二是无论肩负多大的责任和压力，都不退缩，始终斗志昂扬；三是始终保持开放的思想，不断学习进取，勇于变革，迎接挑战，明知不可为而为之，敢闯敢试；四是无论跌入多深的人生低谷，都能迅速复原，继续朝着目标进发。

（六）测测你的心理韧性

自我弹性量表（CD – RISC）①

请根据过去一个月您的情况，对下面每个阐述，选出最符合你的一项。注意回答这些问题没有对错之分。在选择完成以后请把你勾选的数值相加得出总分。

表 5 – 1　自我弹性量表

序号	题　目	完全不是这样	很少这样	有时这样	经常这样	总是这样
1	我能适应变化	0	1	2	3	4
2	我有亲密、安全的关系	0	1	2	3	4
3	有时上帝和命运能帮忙	0	1	2	3	4

---

① Development of a New Resilience Scale：the Connor – Davidson Resilience（CD – Risc））.

（续表）

序号	题　目	完全不是这样	很少这样	有时这样	经常这样	总是这样
4	无论发生什么我都能应付	0	1	2	3	4
5	过去的成功让我有信心面对挑战	0	1	2	3	4
6	我能看到事情幽默的一面	0	1	2	3	4
7	应对压力使我感到有力量	0	1	2	3	4
8	经历艰难和疾病后，我往往会很快恢复	0	1	2	3	4
9	事情发生总是有原因的	0	1	2	3	4
10	无论结果怎样，我都会尽自己最大努力	0	1	2	3	4
11	我能实现自己的目标	0	1	2	3	4
12	当事情看起来没有希望时，我不会轻易放弃	0	1	2	3	4
13	我知道去哪里寻求帮助	0	1	2	3	4
14	在压力下，我能集中注意力并清晰思考	0	1	2	3	4
15	我喜欢在解决问题时起带头作用	0	1	2	3	4
16	我不会因失败而气馁	0	1	2	3	4
17	我认为自己是个强有力的人	0	1	2	3	4
18	我能做出不寻常或艰难的决定	0	1	2	3	4
19	我能处理不快的情绪	0	1	2	3	4
20	我不得不按照预感行事	0	1	2	3	4
21	我有强烈的目的感	0	1	2	3	4
22	我感到能掌控自己的生活	0	1	2	3	4
23	我喜欢挑战	0	1	2	3	4
24	我努力工作以达到目标	0	1	2	3	4
25	我对自己的成绩感到很骄傲	0	1	2	3	4

以上自我弹性量表（CD – RISC），包含25个项目，采用里克特氏5点量表评定法，从0～4表示完全不是这样、很少这样、有时这样、经常这样、总是这样。该量表包含3个因子，即坚韧性、抗压力和乐观性。具有良好的信度和效度，应用广泛。Connor和Davidson的五因素分法：

F1. 个人能力的概念、高标准、坚韧性：10、11、12、16、17、23、24、25题。

F2. 相信本能、容忍消极影响、抗压力：6、7、14、15、18、19、20题。

F3. 积极接受改变、安全关系、乐观性：1、2、4、5、8题。

F4. 控制感：13、21、22题。

F5. 其他影响：3、9题。

通过研究，研究对象在心理复原力的平均分及标准差与常模比较，结果如表所示：

表5 – 2　心理复原力常模表

	常模			
	M	SD	t	p
心理复原力	65.4	13.9	– 5.27	0.000

结果分析：

65.4为平均数，13.9为标准差，总分在65.4±13.9之间，即51.5 – 79.3分，属于正常范围，说明你的心理弹性正常，有适当的心理复原力。

总分低于51.5分，说明你的心理弹性较弱，需要有针对性的训练。

总分高于 79.3 分，说明你的心理弹性高于一般人群，抗挫折能力较强。

四、时代呼唤高韧性的领导者

党的十九大报告指出："经过长期努力，中国特色社会主义进入新时代。"①。新时代有新目标、新使命，呼唤新担当、新作为。在决胜全面建成小康社会，开启现代化建设新征程的关键时代，党和国家发展面临的风险挑战前所未有，需要克服的矛盾阻力前所未有。不进则退，任何精神懈怠、贪图享乐、不思进取的思想和行为都是危险的，必将阻碍发展，误国殃民。党的十九大报告明确要求全党同志，尤其是领导更要"永远把人民对美好生活的向往作为奋斗目标，以永不懈怠的精神状态和一往无前的奋斗姿态，继续朝着实现中华民族伟大复兴的宏伟目标奋勇前进"②。

领导作为新时代的"关键少数"，需要发挥"关键作用"，在前进的道路上要目标坚定、意志顽强、迎难而上，勇做时代先锋，书写奋斗传奇，做新时代的实践者和带头人。

---

① 习近平：《决胜全面建成小康社会　夺取新时代中国特色社会主义伟大胜利——在中国共产党第十九次全国代表大会上的报告》，人民出版社 2017 年版，第 10 页。

② 习近平：《决胜全面建成小康社会　夺取新时代中国特色社会主义伟大胜利——在中国共产党第十九次全国代表大会上的报告》，人民出版社 2017 年版，第 2 页。

（一）担当重大责任的需要

实现国家富强、民族振兴、人民幸福的中国梦，是全党对人民的庄严承诺，也是每个领导肩上的担子、心中的压力。"为人民服务，担当起该担当的责任"①，是习近平总书记的使命自觉，也应成为新时代领导的自我要求。当下，这个责任就是在全面建成小康社会，打赢脱贫攻坚战的基础上，全面推进社会主义现代化国家建设；有效应对突如其来的新冠病毒疫性和经济下行压力，推动经济高质量发展；打赢污染防治攻坚战，推进美丽中国建设；完善社会服务体系，回应人民对美好生活的向往；全面深化改革，推进国家治理体系治理能力现代化；推进世界和平，实现祖国统一，团结带领人民实现中华民族伟大复兴；实现国家富强，人民幸福。

这一系列的重大责任，都是硬骨头，都不可能轻轻松松完成，需要长期努力，坚持不懈，久久为功。要完成这一系列的重大责任，领导是中间力量，需要发挥带头作用，善谋善为，善作善成。领导要完成每一项任务，担当起该担当的责任，都有压力，都需要磨炼意志，提高耐性，才能以抓铁有痕的精神，在实践中学习，在学习中推进，在推进中总结提高。如统筹疫情防控与复工复产，应对经济下行压力、完善社会服务体系等工作，都是新挑战，来不得半点虚假，需要领导提高韧性，克服浮躁情绪，从大处着眼，从小处着手，真正静下心来仔细观察，深入思考，才能找到应对之策。如新形势下的巩固脱贫成果、持续推进乡村振兴、污染防治工作等，都到了攻坚

---

① 习近平：《习近平谈治国理政》，外文出版社 2014 年版，第 101 页。

期，一不小心就可能前功尽弃，容不得丁点松懈，需要领导提高韧性，增强持久的耐力和韧劲，循序渐进，紧盯问题不放，在推进发展中巩固成绩，在巩固成绩中扩大发展，取得长效。所以，作为领导，需要不断增强心理韧性，无论肩负多大的责任和压力，都不退缩，始终斗志昂扬，才能完成这些重大责任。

（二）化解重大危机的需要

在国际竞争压力加大，国内不平衡不充分发展矛盾凸显，灾害频发的时代背景下，又遭遇新冠肺炎疫情严重冲击，推进现代化建设的道路不可能一帆风顺，面临的风险挑战前所未有。所以，习近平总书记要求领导干部"要增强忧患意识、防范风险挑战，要一以贯之"[①]。而心理韧性是领导协调好各方利益关系、处理突发事件、防范各种风险、化解重大危机的积极心理能量。只有高韧性的领导者，才能心态平和，不急不躁，正确处理稳定与发展的关系，在稳增长与防风险之间用力得当，做到既积蓄力量，平稳发展，又及时消除隐患，防患于未然；只有高韧性的领导者，才能在社会矛盾的风口浪尖中，保持强大的心理定力，顶得住压力，经得起冲击；只有高韧性的领导者，才能在危机来临时发挥主导作用，泰然处置各种来自社会稳定、自然灾害、公共卫生事件或经济发展等方面的突发事件，化解重大危机；只有高韧性的领导者，才能在突发事件暴发时，不恐慌，不急躁，冷静克制不良情绪，以举重若轻的

---

① 《一以贯之增强忧患意识、防范风险挑战——三论学习贯彻习近平总书记"1·5"重要讲话》，《人民日报》2018年1月8日，第1版。

心态，化危机于无形；只有高韧性的领导者，才能保持心理弹性，能历经危机而不留心理阴影，迅速从危机事件中复原，以"踏平坎坷成大道，斗罢艰险又出发"的精神状态，继续投入工作，永保阳光心态。

（三）推进重大变革的需要

弗雷德·路桑斯指出："今天，我们处在一个不断变化的世界中，这种动荡的环境通过各种有针对性的、先发制人的方式挑战着组织成员的耐力。"[①] 同样，进入新时代，中国社会正发生深刻的变化，全面深化改革正在蹄疾步稳深入推进，改革创新引领发展已成为必然选择。这些重大变革都给领导的心理韧性带来了严峻的挑战。各级领导干部作为贯彻落实各项改革创新任务、推动变革的"关键少数"，需要提高心理韧性，保持开放的思想，不断学习进取，做全面深化改革的推动者，才能跟上时代前进的步伐。因为改革意味着领导要拿出超凡的勇气，敢于涉险滩，只有高韧性领导者，才敢闯敢试，明知不可为而为之，勇于向顽瘴痼疾开刀，与利益集团较量；全面深化改革意味着要坚决破除体制机制的弊端，增强社会发展活力，只有高韧性领导者，才会勇于变革，刀刃向内，坚决破除官本位意识和特权思想，削减自己的"既得利益"和特权，推动社会实现真正的公平正义；全面深化改革意味着要进行机制调整、人员重组或分流、领导岗位变动等，只有高韧性领导者，才不怕挑战，不断提高自己的能

---

① ［美］弗雷德·路桑斯著，李超平译：《心理资本》，中国轻工业出版社 2008 年版，第 115 页。

力，努力适应新岗位，满足新要求，完成新任务；全面深化改革意味着要推进国家治理体系与治理能力的现代化，领导要不断提高工作效率，提升依法执政、民主管理的能力，只有高韧性领导者，才能克服惯性意识和惰性思维的束缚，加强学习，不断自我革新、自我发展，成为改革创新的实践者、引领者、推动者。

（四）持续成长进步的需要

在信息爆炸，知识更新节奏不断加快，科技进步日新月异的时代，一不留神，我们就有可能被归入"无知"群体，失去不确定性的适应能力，被时代边缘化。作为领导如何才能防止被时代淘汰？弗雷德·路桑斯（Luthans. F.）在《心理资本》一书中给我们指明了方向："今天的组织领导和员工能够学习一种新的韧性——职业韧性，即不仅信奉持续学习的理念，而且随时准备改造自己以跟上变革的步伐；不仅对自己的职业发展负责，而且愿意为组织的成功承担责任。"[1]

可见，职业韧性是决定组织发展变革的关键。增强职业韧性，也是新时代对领导提出的新要求。领导要增强职业韧性，一要转变理念，突破自我设限，勇于改变自己，以开放的心态放眼未来，接受新思想，接纳新事物。二要相信学习的作用，以成长的心态面对未来，树立终身学习的理念，勇于学习，勤于学习。如我党的杰出领袖毛泽东就是各级领导"终身学习"的最好榜样，他曾说："饭可以不吃，觉可以不睡，书不可以

---

[1]　［美］弗雷德·路桑斯著，李超平译：《心理资本》，中国轻工业出版社 2008 年版，第 116 页。

一日不读"①，他不仅这样说，也是这样做的。领导只有在学习中养精蓄锐，才能提升适应未来的能力。三是保持开放的心胸，时刻对自己思想、情绪、言行进行反省，不断改变自己，超越自己。同时，要广开言路，认真听取不同的意见，以对现行管理制度、规划决策、工作方法不断进行纠偏，尽量保持其公正、客观、有效。四是要以求新求变的心理，既做好现在，又放眼未来。以问题为导向，认真履行职责，做好打基础、利长远的工作。同时，把握组织未来的发展趋势，勇于走出舒适区，提前做好准备，以迎接组织未来变革和持续发展。

可见，领导只有不断增强心理韧性，持续学习，超越自我，才能增强职业韧性，成为学习型、变革型的领导，在"未来已来"之时，融入全球化和创新转型的时代潮流，顺势而为，推动组织向前发展。

（五）打造高韧性团队的需要

"领导者对增强员工的韧性有着非常重要的作用。从管理者的韧性到员工的韧性有一种逐渐向下的层叠效应。"② 所以，没有高韧性的领导者也就没有高韧性的团队。因为高韧性的领导者有高度的自信心，会关心下属的成长，会为下属提供学习培训机会；创建实践平台，鼓励下属进行新的尝试；善于发掘并充分利用员工的优势，肯定下属取得的成绩，即使失败，也

---

① 赵支献：《毛泽东建党学说论》（下），人民出版社 2003 年版，第1199 页。

② ［美］弗雷德·路桑斯著，李超平译：《心理资本》，中国轻工业出版社 2008 年版，第 117 页。

充分信任下属，并为再次尝试提供条件；倡导团队合作精神，打造高韧性的团队。

五、领导如何才能提高心理韧性

弗雷德·路桑斯（Luthans. F.）指出："韧性及其组成要素是指在个体的任何年龄和心理条件下，都可以被发现、测量、维持与培养的日常技能和心理优势。"[①] 作为心理资本的韧性，是个体与环境相互作用的一种动态的、潜能巨大的积极心理能量。大量的研究证明，开发和增强管理者和员工的心理韧性，对提高组织工作绩效具有重要影响，远远超过物质奖励的作用，是组织提高竞争力的独特优势，不可替代的资源。所以，作为领导需要掌握锤炼韧性的方法，不断提高自己的心理韧性，以降低压力感受，保持情绪稳定，维护良好人际关系，减少身心疾病，有效应对挫折，提高团队心理韧性和组织工作绩效。

弗雷德·路桑斯（Luthans. F.）认为："推动或阻碍韧性发展的因素可分为三类，具体包括韧性资产、危害因素和价值观。"[②]

韧性资产主要指个体在经历困境或挫折时，能带来积极的结果，让自己迅速恢复的心理优势，以及平时让自己不满足于

---

① ［美］弗雷德·路桑斯著，李超平译：《心理资本》，中国轻工业出版社 2008 年版，第 101 页。

② ［美］弗雷德·路桑斯著，李超平译：《心理资本》，中国轻工业出版社 2008 年版，第 106 页。

现状，促使自己不断成长的内在积极心理资源。领导的韧性资产主要包括：积极的自我认知、符合岗位职责的观念、情绪的稳定性、自我调节能力、环境适应能力及激励自己和他人的能力、创造力、亲和力、忍耐力和吸引力等，这些都是提高领导心理韧性的重要资产。

危害因素也叫脆弱因素，是指"那些会导致不良后果发生可能性提高的因素"[①]。影响领导韧性的危害因素主要有突发性事件和超出能力的任务（也是锤炼韧性机会）、不良的政治生态、不完善的制度、缺乏支持的工作关系、长期积累的压力和倦怠、不良嗜好、不健康的身体状况等，这些都会阻碍领导心理韧性的提升。

价值观不仅影响人的认知、情绪，指导人的行为，还塑造人格、品性。为了谁、依靠谁的价值判断，是领导区分是非对错、影响心态好坏、决定行为选择的内在根据，也是推动或阻碍领导心理韧性形成和提高的最深层、最稳定、最持久的心理资产。弗雷德·路桑斯（Luthans. F.）指出："价值观和信念帮助人们提高自己克服困难的能力，并更有效地处理眼前不可避免的事情，让人们相信明天会更好。"[②] 正确的价值观和坚定的信念也是个人克服困难，战胜挫折，越挫越勇的强大精神支柱。

　　　　张桂梅出生于黑龙江，少年丧母，青年丧父。因无依

---

① ［美］弗雷德·路桑斯著，李超平译：《心理资本》，中国轻工业出版社 2008 年版，第 107 页。

② ［美］弗雷德·路桑斯著，李超平译：《心理资本》，中国轻工业出版社 2008 年版，第 108 页。

无靠，18 岁的张桂梅，跟随姐姐来到云南省香格里拉市（原迪庆州）支援边疆建设。后来考入云南省丽江市教育学院，1990 年毕业后，她随后来的丈夫一起来到大理白族自治州喜洲一中任教，并于当年结婚。婚后夫妻恩爱，工作顺利，生活甜美。正当美好生活的画卷徐徐展开之时，不测风云也在靠近这个小家庭，不久，张桂梅的丈夫身患癌症，医治无效去世，张桂梅的欢乐也戛然而止，她几乎丧失了生活的勇气。为了避免触景生情，她决定离开这个伤心之地，于 1996 年 8 月调入丽江市华坪县任教。但她的厄运并没有停止，1997 年 4 月，她因腹部疼痛，到医院检查出肿瘤，必须住院手术。为了不耽误即将参加中考学生的课程，她瞒着领导和同事，靠吃止痛药坚持了 3 个多月，直到把学生送进考场才去医院。第二年，肿瘤再次复发，并转移到肺部，不得不做第二次手术。多年来，尽管病魔缠身，但她却生命不息，奋斗不止，一直靠吃药止疼、止血。她说："我要通过顽强的抗争，让病魔从我身上溜掉。"自 2001 年至今，她义务担任华坪儿童之家（孤儿院）院长。从 2002 年开始，为了阻断贫困的代际传承，她萌生了创办一所全免费的女子高中的疯狂想法。2008 年在党委政府的帮助下，华坪女子高中终于建成，她的梦想得以实现（面向丽江市贫困家庭女孩的全免费女子高中）。十几年来，有 1804 名贫困山区女孩从这里毕业，华坪女子高中连续十几年高考综合上线率保持在 100%，也改变了上千名贫困女孩的命运。她作为华坪女子高中校长，走遍了丽江一区四县的贫困山区，家访超过 1500 余家，行程达 11 万公里。十几年里她把奖金、工资和好心人捐给她治病的钱100多万元给了华坪女子高中、儿童之家和贫困学生，也把全部的爱都给了贫苦孩子。她曾说："如果说我有期盼，那就是我的学生；如果说我有动力，那就是党和人民。"这就是价值观和信念的力量，是张桂梅心理韧性形成，并不断提高的深层而强大的心理资产。她也先后荣获全国十佳师德标兵、全国十大女杰、全国最美乡村教师、全国五一劳动奖章获得者、全国三八红旗手等40多项殊荣。①2020年12月，中宣部授予张桂梅"时代楷模"称号。

现实中，韧性资产、危害因素和价值观三者之间是相互影响的动态过程，统一于社会生活和工作实践中，共同推动或阻碍领导心理韧性的提升。如果领导心理韧性得到充分开发，韧性资产丰厚，就能有效抵御危险因素的影响，甚至能积极利用危险因素（如艰难任务），以增强韧性资产。有些领导在经历挫折失败后变得更强大、更自信、更成熟。如果危险因素力量过大，超出个人韧性资产能够抵御的限度，就可能造成不良后果，不断耗竭已有的韧性资产。如有些领导在经历重大危机事件后，出现创伤后应激障碍，难以复原。所谓"一朝被蛇咬，十年怕井绳"就是韧性资产被耗竭的不良后果。如果领导的价值观正确，信念坚定，同样能为韧性资产增添力量，提高领导克服困难的勇气，增强持之以恒实现目标的决心。反之，就会削减领导心理韧性。

总之，锤炼韧性，离不开增加韧性资产，减少或利用危害

---

① 和茜、康平：《张桂梅——传承红色基因牢记育人使命》，《云南日报》2019年8月1日，第3版。

因素，坚定正确的价值观和信念等途径。实践中，领导可以通过以下方法锤炼韧性，提高自己的意志品质。

（一）充分利用韧性资产

个人内在韧性资产，是培育和提高心理韧性最可靠的资源。领导要善于发掘并有效利用，以增强自己的心理韧性。一是提高自我认知的能力。换个角度客观公正地看待自己，既肯定自己的长处，充分认识自己的价值，也看到自己的不足，减少盲目自负和主观偏见，保持谦逊的态度，提升自己的亲和力。与他人积极合作，在困难和挫折面前，共商对策，共渡难关。二是爱上自己的工作岗位。爱岗才会敬业，要充分看到自己岗位的优势，赋予工作以意义，在服务群众中增强价值感、成就感和坚定性。三是保持情绪的稳定性。提高情绪察觉和自我调节能力，有效适应各种环境。在危机来临时保持冷静，沉着应对；在困难面前，想尽办法，努力克服；在取得成功时不骄不躁，继续朝更高目标迈进。四是提高自我激励和鼓励他人的能力。在工作平淡、找不到激情时，给自己设置挑战性目标，鞭策自己积蓄力量，静待时机；当工作陷入胶着、找不到突破口时，提高自己的忍耐力，鼓励自己不放弃。同时，善于发现员工的优势，当他们有进步时，能及时肯定和赞扬；当他们陷入困境时，给予积极支持，鼓励团队合作，共同应对困难。

（二）敢于跨越舒适区

领导跨越舒适区不仅是一个空间上的位移，既包括变换不熟悉的生活和工作环境，适应不一样的制度规定、文化习俗，更包括自我变革和自我超越。跨越舒适区，领导需要转变理念，改变习惯，突破自我设定的种种不可能，勇于战胜内心"不想做""不敢做"的惰性和畏难情绪，直面自己有意或无意回避的短板和缺陷，移除拿不出实际行动的各种理由和借口，不断战胜自己，才能体会到成长的快乐，感受到自己内在力量，不断增加自信资产。打破"舒适区"，领导需要直面变化，不断学习新知识，为未来的变革作好充分准备。主动寻求改变，积极应用新技术，适应新规则，创新发展，感受时代变迁带来的新鲜感和刺激感，不断激活内在创造力资产；打破"舒适区"，领导必须放下"架子"，自觉改变指挥命令式不良表达习惯和沟通方式，在民主友好的氛围下与员工共商发展对策，建构和谐高效团队，增加亲和力资产；打破"舒适区"，领导要不怕伤"面子"，勇于破除官本位意识，认真倾听员工的意见建议，实施民主管理，增强团队内在动力，增加吸引力资产；打破"舒适区"，领导要不担心丢"位子"，主动分权，激发员工的积极性和主动性，增加魅力资产。

（三）循序渐进扩大掌控圈

《西游记》中，每当徒弟们需要外出探路、化缘时，为了防止唐僧不被妖怪伤害，孙悟空总是用金箍棒在地上画一个圆圈，让唐僧待在里面，并千叮咛、万嘱咐，无论遇到什么情况都不要走出圆圈。但唐僧经常不听叮嘱，给徒弟们惹来不少麻烦。因为只有在圆圈之内才是孙悟空有能力掌控的安全圈。事实上，我们每个人也有自己能力可控的无形的安全圈。如果要完成的目标任务在自己能力可控的圆圈内，我们就自信满满，游刃有余，韧性十足。当任务要求适中，稍微超出能力圆圈时，我们也会焦虑，但对韧性的提升往往是有益的。如突发事件、繁重的工作、较高的目标任务、严格的工作要求等，只要不超过领导能力控制范围，反而会成为开发领导心理韧性的最佳机会，也是磨炼领导意志的实践平台，因为"领导者所体验到的突发事件对他们的自我意识、自我调节、真实性和韧性开发都有着非常重要的作用"①。但如果这些突发事件和目标任务超出能力掌握范围时，领导必然备受打击，也会演变成心理韧性的危险因素，对领导的自信心和意志力造成损伤。所以，领导切勿好高骛远，贪多求大，追求不切实际的目标。在工作中，既要着眼于现在，又要放眼未来，从小事做起，从能掌控的事情做起，不断积累经验，在点滴的成功中增强自信，提升能力，循序渐进扩大掌控圈。

在 100 多年前的美国费城，有位牧师名叫 R·康惠尔（Reverend Cornwell），他一心要为贫家子弟创办一所大学。当时建一所大学大概要花 150 万美元。于是，他开始为筹建大学募捐，在各地演讲了 5 年，筹募到的钱还不足 1000 美元。康惠尔深感悲哀，情绪低落。有一天，他突然发现教堂周围的草都是枯黄的。他问园丁："为什么这里的草长得不如其他地方的草茂盛呢？"园丁回答说："我们常常羡慕别人家美丽的花园，却很少动手去整治自家的草地。"园丁的话使康惠尔恍然大悟，他跑进教堂开始撰写演讲稿。他在演讲稿中指出，我们大家往往让时间在等待中白白流逝，却没有努力工作使事情朝着我们希望的方向发

---

① 〔美〕弗雷德·路桑斯著，李超平译：《心理资本》，中国轻工业出版社 2008 年版，第 119 页。

展。他在演讲中讲了一个农夫的故事：有个农夫拥有一块土地，生活过得很不错。但是，当他听说只要找到埋有钻石的宝库，就会过上更加富足的生活。于是，农夫把自己的地卖了，离家出走，四处寻找埋有钻石的地方，然而他一直没有找到，最后，他只得在一贫如洗中自杀身亡。而那个买下这个农夫土地的人，在无意间发现了一块异样的石头，经过仔细察看，发现是一块钻石。这样，就在农夫卖掉的这块土地上，新主人发现了从未被人发现的钻石宝藏。康惠尔写道，财富不是仅凭着奔走四方发现的，它需要自己在原地不断往深处挖掘，属于相信并依靠自己能力的人。康惠尔通过7年"钻石宝藏"的演讲，赚得了800万美元，顺利建成了他想建的大学。这所大学就是今天坐落在美国宾夕法尼亚州的著名学府康惠尔大学。①

可见，领导提高心理韧性的方法，不一定需要完成惊天动地的目标，而是认真做好眼前的每一件事情，不断往深处挖掘，积累韧性资产，成功始于足下。

（四）执着于目标，排除干扰

认知心理学认为，人对事物的认知和关注是有限度的，每个人的认知和注意都会有盲区和盲点。也就是说，当一个人的注意力集中在某一件事情时，必然会漏掉与其不相关的信息，这就是认知中的"集注"和"排斥"。不仅是认知，人的情绪、

---

① 邱庆剑、黄雪丽主编：《转折：100位名人改变命运的故事》，中国经济出版社2005年版，第111-112页。

精力也会出现"集注"和"排斥"现象。如当我们把主要精力放在某项重要工作任务时，就无暇顾及其他工作。反之，当我们的精力被无关紧要的事情分散时，也无法完成重要任务。

所以，在责任重大、任务繁杂的条件下，要做一个高效率的领导，并非易事。"忙"已成为当今领导生活的常态，但忙碌不一定换来成效。领导常常感到没有忙出什么成绩，很多预定的目标没有达到，年初的计划有些也没有完成，项目实施进度不理想等，经常是上级不满意、同事不理解、群众不买账，从而产生焦虑情绪，价值感和意义感丧失，阻碍其韧性资产的积累。要改变这种状况，不仅需要上级部门尽量减少形式主义的做法，营造求真务实的工作环境，如少一些可有可无的会议、检查、考核等；而更为关键的是，领导要提高情绪管控能力，将精力集中于预定目标，以"咬定青山不放松"的执着，不达目的不罢休的坚强意志，排除各种干扰，严格执行计划，才能干大事，并在干成大事中提高价值感和成就感，以此增加领导的韧性资产。

　　有一天老师给学生讲了一个故事：有三只猎狗正在追一只老鼠，追着追着，老鼠钻进了树洞。猎狗围着树看了又看，发现这个树洞只有一个出口，于是就守在洞口。不一会儿，一只兔子从树洞里跑出来，兔子一看见猎狗就拼命逃跑，三只猎狗立即去追，兔子急中生智，爬上了一棵大树，三只猎狗无奈只得围着大树打转。兔子正心里得意，一不小心从树上掉下来，砸晕了三只猎狗，兔子趁机逃跑了。

　　故事讲完后，老师问学生："这个故事有什么问题？"

　　一个学生说："兔子不会爬树。"

老师点点头，接着问："还有吗？"

另一个学生说："一只兔子不可能同时砸中三只猎狗"

老师又点头，继续问："还有吗？"

学生们一脸茫然。

老师说："老鼠去哪了？"①

在这个故事里，中间突然冒出个兔子，就让学生的思路在不知不觉中拐了弯，最后，老鼠竟在大家的脑海中消失了。现实生活中，由于领导工作任务多，需要提高心理韧性，执着于目标，排除各种干扰，提升专注度，才能提高工作绩效。否则，思路就会被一些无关紧要的事情分神打岔，以至于中途停下，或在舍本逐末中忘记了自己的真正目标，出现有始无终、半途而废的现象。

（五）学会时间管理

时间是人最宝贵的财富，也是最公平的资源。时间不会因为谁有权有钱而多给一分钟，也不会因为谁贫穷而少给一秒。但每个人对时间的利用和管理却大不相同，有些人能较好地利用时间，有些人却浪费了太多的时间。领导也不例外，在同样多的时间里，有些领导把工作、生活安排得井井有条，当天事，当天毕，效率高，心情爽；而有些领导却忙乱不堪，顾此失彼，今天的工作拖到明天，明天又有更多的工作，任务不断积累，总也完不成，不得不动用顽强的毅力，加班加点工作，不停地消耗韧性资产。因为"我们运用意志力越多，意志力就

---

① 翟文明：《小故事大道理》，中国华侨出版社 2011 年版，第 296 页。

消耗得越厉害"①。可见，学会管理时间，既是领导的智慧，也是领导保存韧性资产、锤炼心理韧性的有效方法。那么如何管理时间呢？

第一，要做正确的事，即做重要而紧急的事。领导在杂事多、会议应酬不断的情况下，要分清主次，学会分权，把时间用在重要而必须由自己做的事情上。

第二，要正确地做事，即提高工作效率。而提高工作效率的关键，是要集中注意力，不让无关紧要的事分心。但今天的领导在工作场所要保持专注尤其困难，因为干扰源实在是太多了，如手机、电脑、电视、会议、文件、接待等。这些干扰不仅仅是浪费时间那么简单，更严重的问题是，当人在专心致志做某事时突然被干扰，思路被打断后，要再集中注意力，回到原来的状态，就需要动用意志力，这样就会过多消耗韧性资产，不仅造成身心疲惫，还会降低工作效率。为此，领导要为自己设立一些规则，比如一天中的什么时候、用多长时间上网浏览新闻、查看手机朋友圈，何时批阅文件、何时看书学习等，将每天必做的事情用规则固定下来，形成自动化的习惯（习惯是心理能量消耗最小的活动）。减少干扰源，才能降低领导韧性资产的消耗，提高工作效率。

（六）远离诱惑

在《圣经·旧约全书·创世纪》开篇记载，上帝耶和华（Jehovah）在创造好世间万物后，又用地上的泥土按照

---

① ［美］肖恩·埃科尔著，师冬平译：《快乐竞争力》，中国人民大学出版社 2012 年版，第 142 页。

自己的形象创造了亚当（Adam），给了他生命，同时，还为他建造了长满各种果树的伊甸园。上帝告诉亚当："园中树上的果子可以随意吃，只是善恶树上的果子不能吃，因为你吃了必定会死。"为了不让亚当孤独，上帝又用他身上的肋骨造了夏娃（EVe），做他的妻子，从此他俩在伊甸园中过着无忧无虑的生活。可是有一天，亚当和夏娃经不住蛇的诱惑，偷吃了善恶树上的果子，受到上帝惩罚，被逐出了伊甸园，从此开始了辛勤劳作，与罪相伴的生活。

这个故事告诉我们，诱惑是罪恶之源，人经不住诱惑，必定会受惩罚。

诱惑在任何时候都是个体心理韧性的危害因素。手中掌握着一定权力的领导，面临的诱惑更多，随时都要经受金钱、美色等的考验。所以，摆在领导面前的通常有两条路径：一条是经不住诱惑，拿了不该拿的钱财，吃了不应吃的饭局，做了党纪国法不许做的交易，最终走上犯罪的不归路；另一条路是拒绝被腐蚀，动用顽强的意志与各种诱惑作斗争，最终信心尽失，身心俱疲，韧性资产被大量消耗。现实中，大量的贪腐案件告诉我们，在诱惑面前，仅有正确的认知和毅力是不够的，很难抵挡住金钱和美色冲击。比如，许多并不缺乏意志力的人，在手中没权时，对腐败恨之入骨，信誓旦旦能守住底线，而一旦走上领导岗位，手中掌握了权力，同样经不住诱惑，最终走上犯罪道路，这样的例子也并不少见。因为人的欲望无穷。尽管欲望没有善恶之分，合理的欲望是催人向上的内在动力，但欲望又容易演变成贪欲。尤其是领导，手中掌握着权力，当外在诱惑与内在的欲望相遇时，贪欲就容易萌生。所以，在诱惑面前，我们不能过分相信认知理性和意志力。领导如何才能管控好自己的欲望，更有效提高对诱惑的心理免疫力？最好的路径还有第三条，即远离诱惑。如同远离病毒是减少疾病最有效的方法一样，远离诱惑同样是领导自我保护的最佳选择。如尽量在工作时间与班子成员一起与商人谈判合作，不在饭桌上谈工作，不与利益相关人搞团团伙伙，严格执行"三重一大"（重大事项决策，重要干部任免、重大项目投资决策，大额资金使用）的决策制度等。

　　某大公司要高薪雇用一名轿车司机，经过层层筛选和考试之后，最后只剩三名技术过硬的竞争者。在最后一轮面试时，主考官问："开车要距离悬崖多远的距离才不会有危险？"第一位说："2米。"，第二位说："半米。"，第三位说："我会尽量远离悬崖，越远越好。"结果公司录用了第三名。[①]

（七）积聚社会资本

　　优秀的领导者是能影响他人，团结他人与自己一起去实现理想，完成使命的人。所以，对他人的影响力、号召力和吸引力是领导力的重要组成部分，也是衡量领导能力大小、领导者优劣的重要指标。一个不懂得与他人建立良好关系，没有社会支持的孤家寡人难做领导，更不可能成为优秀的领导。良好的社会支持（人际关系），包括家庭、社会、同事（上级、下级、

---

① 胡月星：《胜任领导》，国家行政学院出版社 2012 年版，第 227 页。

同级)、群众等，不仅是领导重要的社会资本，也是领导的情感资源，是领导锤炼韧性不可或缺的心理资产。一是良好的社会支持是领导的快乐之源。离开了与他人的关系，人就会孤独、焦虑，甚至抑郁，也就无快乐可言。心理学家研究表明，在影响个人快乐的因素中，社会支持与快乐的相关性高达70%，而收入、成绩、地位等因素的相关性只有30%。没有快乐，领导的韧性资产就会减少，危险因素也会增加。二是良好的社会支持能缓解工作压力。不难想象，在压力面前，有上级的鼓励、同事的援手、下级的协作、家人的支持、朋友的理解，对领导来说将是怎样的一种鼓舞，相信是所有领导在艰难时刻内心最深层的渴望，也是领导战胜困难，持续奋斗的动力。三是良好的社会支持能提高工作效率。俗话说："三个臭皮匠赛过诸葛亮。"领导没有社会支持，必将一事无成。领导有再好的想法、再科学的规划，如果离开了社会支持，领导手中的人、财、物就无法有效利用，想法和规划不仅会落空，还可能造成浪费，领导的自信心也会遭受打击，韧性资产被削弱。四是良好的社会支持会激发领导的创造力。肖恩·埃科尔指出："工作中的社会联结能预测更多的个人学习行为，员工感受到越多的社会联结，他们就会花越多的时间去寻找提高自身效率或者能力的方法。"因为有良好的工作关系，才不会被无谓的人际争斗搅扰，领导才会热爱自己的岗位，全身心投入工作，更愿意在工作中全力以赴。与此同时，离开了社会支持，领导还有可能失去了善意的提醒而误入歧途。

（八）赋予生命以意义

价值观是人的灵魂，是决定心理韧性最稳定、最持久的心理资产。《孟子·尽心上》中说："古之人，得志，泽加于民；不得志，修身见于世。穷则独善其身，达则兼济天下。""泽加于民"一直是我国传统文化倡导的优秀价值观，是我们党"全心全意为人民服务"根本宗旨的最早源头，也是今天党对领导的根本要求。作为领导，将"泽加于民"即"为民服务"，作为自己的信念和价值观，就能明确自己行为的目标和努力的方向，在为了实现"人民对美好生活的向往"而奋斗的过程中找到生命的意义和价值，领导把"为民服务"作为自己的信念和价值观，有了为民之心，就能不断增加韧性资产，孕育出顽强的意志，为了人民利益呕心沥血，顽强拼搏，无怨无悔。"赋予事物意义的价值观和信念在人们面对心理上和生理上的严峻挑战时，对于保持韧性具有重要作用。"[①]

周恩来从小立志要"为中华之崛起"而读书。为了实现民族独立、人民解放、国家富强的理想，一生不畏艰难，鞠躬尽瘁，死而后已。据周恩来身边的工作人员回忆，作为国家总理，他工作十分繁忙，甚至到了废寝忘食的地步，就算重病缠身，他也从来没有说过一个"累"字。直至他离世前八天，工作人员到医院看望总理时，他才说了一声"你们来了，我累了"。

（九）完善的制度

制度也是提高或阻碍领导心理韧性的重要因素。俗话说：

[①]　［美］弗雷德·路桑斯著，李超平译：《心理资本》，中国轻工业出版社 2008 年版，第 109 页。

"一个和尚担水吃，两个和尚抬水吃，三个和尚没水吃"，就是制度缺陷使人心生惰性的形象表达。好的制度能把领导的权力关进制度的笼子，让权力与诱惑隔离开来，减少韧性资产的消耗；好的制度能把干好与干坏、干多与干少区别开来，让干好干多的人得到鼓励，提升其自信心，增加韧性资产；好的制度能防止领导精神懈怠，催人奋进，不断变革；好的制度能减少论资排辈，形成你追我赶、不甘落后的氛围，提升团队韧性。

需要注意的是，领导韧性水平过高也不是好事。一是容易出现顽固、倔强、固执己见。二是用自己的高标准要求下属，容易让下属受挫和不满。所以，好的领导应该在高标准要求的同时，更多给予下属支持、鼓励和指导，以保持和增加下属韧性资产，逐渐提高下属的心理韧性。

第六章

领导的逆境成长能力
——抗挫力

人生如同一次漫长的旅行，途中总会遇到沟沟坎坎、高山峡谷。谁的人生都难有坦途，不会一帆风顺。领导的人生之路更是荆棘密布，充满坎坷，难免磕磕碰碰，跌倒摔伤，甚至坠入深谷。作为领导，在跌倒时，用什么力量让自己重新站起来？在摔伤时，用什么方法快速疗愈自己的伤痛？在坠入深谷时，怎样才能让自己再度爬上来？

答案是：增强领导积极心理能量，提升逆境成长的能力——抗挫力。

一、挫折与抗挫力

阿尔伯特·爱因斯坦（Albert Einstein）认为：通向人类真正伟大境界的道路只有一条，即苦难的道路。伟大的人生往往充满苦难。

纵览古今历史，没有哪位成就卓著的人能轻轻松松实现目标，也没有哪位伟大的领袖会顺顺利利取得成功。可谓"烈火见真金，逆境出英雄"。只有具备强大的抗挫力，能经历风雨，不怕火炼的人才能经受住考验，成为优秀的领导者。

南非前总统、诺贝尔和平奖获得者纳尔逊·罗利赫拉赫拉·曼德拉（Nelson Rolihlahla Mandela）是世界上最受尊重的政治家之一，被誉为南非的民族斗士。他为了消除南非种族隔离制度，从年轻时起就走上了漫长而坎坷的民族解放之路。也曾因此而被判刑入狱，关押在荒凉的罗本岛上27年，受尽狱卒的迫害和折磨。1990年出狱后，已

70 多岁高龄的曼德拉仍初心不改，废除种族隔离制度，实现民族和解，"让所有人都拥有工作、面包、水和盐巴"的信念始终没有变，继续带领南非人民为结束种族隔离制度而持续斗争，最终使南非建立起多种族的民主制度，实现了常人不敢想的目标。曼德拉也于 1994 年被选为南非总统，成为南非历史上第一位黑人总统。曼德拉的一生是苦难的一生，也是奋斗的一生，更是不屈的一生。曼德拉在他写的《漫漫人生路》一书中说："自由之路从不平坦，我们中的许多人都不得不一次又一次地穿过死神笼罩的山谷，才能抵达愿望的顶峰。""生命中最伟大的光辉不在于永不坠落，而是坠落后总能再度升起。"曼德拉用自己一生苦难而抗争的经历给"抗挫力"这一概念作了最好的注释。

作为普通人，尽管不会像曼德拉的人生之路这般悲壮，但困难和失败总难以避免。每个人在成长路上都会遇到这样那样的挫折和打击，总会有愿望难以达成、目标无法实现的时候。所以，了解挫折及挫折源，增强抗挫力是领导的人生必修课。

（一）挫折与挫折感

挫折是指人们在有目的活动中，由于受到内外条件的阻碍而无法实现目标的现象。受主、客观因素的影响，人的实践活动不可能总是顺顺利利，有成功，也总会遇到失败，心想事难成的情况也时常发生。只要有失败，就必然会有挫折。

在心理学上，挫折是指个体在从事有目的的活动过程中，由于受各种因素的阻碍和干扰，个体动机不能实现，需要无法满足时产生的不良情绪体验及行为反应。挫折的内涵包括三个方面：

一是挫折情境。挫折情境也被称为挫折源，指对个体实现目标造成障碍和干扰的情境状态或条件，包括人、事物、自然、社会文化环境等外在的障碍和内在的认识、能力、方法等主观条件，对个人实现目标、满足需要造成现实阻碍的来源。如提拔无望、被领导批评、人际冲突、负责的项目失败、被通报问责等。

二是挫折认知。指个体对挫折源的感受、认识和评价。是从挫折源产生到挫折反应的中间变量。由于个体认知系统的差异，每个人的性格、能力、经验不同，理想、信念、需要、动机各异，对同样的挫折源，不同的人其感觉、认知和评价也会不一样，从而影响对挫折的反应。如同样没有被提拔，有些领导认为没有权力，就不会有地位，这么多年都还在原地踏步，害怕被人笑话，自尊心受到打击，感觉头都抬不起来，从而沮丧焦虑，消极对待工作；有些人认为这是自己能力还不够，还需要努力提高本领，更严格要求自己，好好学习，努力工作；还有些人对提拔没兴趣，只要认真工作，做到问心无愧就行了，无官一身轻，没有得到提拔反而觉得轻松。

三是挫折反应。指个体受到挫折源的刺激后，在挫折认知的基础上产生的情绪和行为反应。如焦虑、抑郁、愤怒、暴躁、不安、逃避、攻击等消极反应，或克制、接纳、反省、思考、发奋等积极反应。

可见，挫折是挫折情境、挫折认知和挫折反应的有机统一体。

个体在对挫折源进行感知、判断的基础上产生的不良情绪和行为反应，叫挫折感。挫折感人人都有，因为人的行为都是从动机出发，总是指向一定目标的。在努力实现目标的过程中，谁都不可能百分之百的成功，挫折和失败是普遍现象。当遇到障碍，无法顺利实现目标时，每个人在心理、生理和行为上都会有不舒服、不适应的感觉，从而产生挫折感，这是人的生命活动中再正常不过的现象。然而，生活中的挫折感如同利弊兼具的药品，对某些人是强身健体、治疗疾病的良药，对另一些人可能就变成了损害健康、攻心要命的毒药。有些人将挫折和失败作为磨炼意志、提升心理承受能力的机会，在挫折和失败中总结经验，激发潜能，奋起抗争，在痛苦中找到浴火重生之道，不断完善自我、超越自我；有些人却在挫折和失败面前，变得焦虑抑郁，痛苦失落，甚至一蹶不振，造成生理、情绪和行为等方面的损伤，不仅降低工作效率，丧失对未来的信心希望，放弃理想追求，影响身心健康，还可能出现攻击性行为。心理学家多拉尔德、米勒等人提出的挫折攻击理论认为："当人的动机、行为遭到挫折后，就有可能产生攻击和侵犯性反应。"领导的攻击性行为主要有向内和向外两种方式，向内即是自我攻击，如自我折磨、自我摧残、抑郁自杀等方式；向外即有意无意伤害他人，如嘲讽、训斥、责备、辱骂，甚至打杀他人等。所以，挫折和失败难以避免，也并不可怕，问题是我们如何看待挫折和失败，如何处理挫折感，提升抗挫力。

（二）抗挫力

抗挫力是"指个体接触挫折、评估挫折、应付挫折的系列具体行为。是个体遭受挫折情境打击和压迫时，努力摆脱和排除困境而保持心理和行为正常的能力"①。也是个体正确处理挫折的能力，是对挫折感的积极反应。

可见，抗挫力是一种有弹性的生命状态，是个体无论跌入多深的人生低谷，都能迅速修复，继续朝着目标进发的复原力。

抗挫力也是衡量强者与弱者的标志。法国著名思想家让-雅克·卢梭（Jean Jacques Rousseall）说："磨难，是弱者走向死亡的坟墓，是强者生发壮志的沃土。"只有具备强大抗挫力的人才能从磨难中奋起。

抗挫力也是人内在的力量之源，是个人战胜挫折与失败不可或缺的积极心理能量。作为领导，比普通人遇到的挫折和失败会更多，需要正确认识、接纳、处理挫折和失败，学会与挫折和失败共舞，提高抗挫力。

　　张海迪，5岁时因患脊髓血管瘤导致高位截瘫，后来又身患癌症，做过多次手术，一生坐在轮椅上与痛苦相伴，与死神较量。但在一次次残酷的打击和厄运面前，张海迪没有沮丧和沉沦，不仅以顽强的毅力与疾病作斗争，还不断学习，努力提升自己，取得了常人都难以企及的成绩，为社会做出了突出的贡献。她虽然没有机会走进校门，却发奋学习，学完了小学、中学全部课程，自学了大学英语、日语、德语和世界语，还攻读了大学和硕士研究生的课程。从1983年开始，张海迪先后创作了《向天空敞开的窗口》《生命的追问》《轮椅上的梦》等100多万字

---

① 潘嫒：《当代大学生抗挫力研究》，武汉轻工大学2015年，第8页。

的散文和小说，翻译了《海边诊所》《小米勒旅行记》《丽贝卡在新学校》等10多部外国作品。她创作的散文集《生命的追问》一经出版，深受读者喜爱，多次重印，还获得了全国"五个一工程"图书奖。历任第九、十届全国政协委员，中国残联第五、六届主席团主席，现任中国残联主席、北京冬奥组委执行主席、中国残奥委会主席等职，为推动中国残疾人事业发展做出了应有的贡献。邓小平曾亲笔题词："学习张海迪，做有理想、有道德、有文化、守纪律的共产主义新人！"罗曼·罗兰（Romain Rolland）在《贝多芬传》中曾这样描述贝多芬（Ludwig van Beethoven），这个世界没有给他欢乐，他却创造了欢乐给予这个世界。同样，尽管张海迪一生都被痛苦纠缠，但她却在痛苦中给社会以最好的回报。

抗挫力作为个体战胜挫折、痛苦，走出困境的重要心理资源，既是特质类个体心理特征，即有些人天生具有强大的抗挫折能力；与此同时，抗挫力又是一种状态类心理特征，是可开发、可测量的积极心理能量。弗雷德·路桑斯（Luthans. F.）在他所著《心理资本》一书中，将"抗挫力"作为"韧性"资本的重要组成部分，是"一种可开发的能力，它能使人从逆境、冲突和失败中，甚至是从积极事件、进步以及与日俱增的责任中快速回弹或恢复过来"① 的资产，"这些资产可以让个体将新的危害因素（挫折、困境）看成是发展机会，使人们能从

---

① ［美］弗雷德·路桑斯著，李超平译：《心理资本》，中国轻工业出版社2008年版，第101—102页。

困境中复原，并超越自己。把威胁转变成机会"①。抗挫力也是个体创伤后成长的能力。

抗挫力作为领导重要的积极心理能量，是领导在工作和生活中遇到困难、挫折、挑战、压力和打击时，能积极主动地调节情绪和行为，使自己的心理和行为免于失常，激励自己积极进取，同时又能激发士气、带领组织摆脱困境，走向辉煌的能力。如在工作失误，被通报批评或问责，甚至降职时，能一如既往地努力工作，积极主动解决问题；在竞争激烈、提拔受阻、个人利益受损时，能保持工作热情，不断提高自己的能力；在遇到突发事件、繁重的工作任务、组织走入困境时，能激发斗志，带领组织努力克服困难，创造性地完成任务。

二、领导抗挫力弱的表现及其心理真相

（一）领导抗挫力弱的表现

1. 在失败面前退缩不前

抗挫力弱的领导，内心往往脆弱、浮躁，缺乏胜不骄、败不馁，淡定从容的心态。在工作顺利或取得成绩时，常常自信满满，意气风发，满怀希望面对未来，对工作充满激情，不断开拓进取，甚至自高自大，目空一切，过高地估计自己的能力；而一旦面对失败，心理脆弱的一面就会暴露出来，容易意

---

① ［美］弗雷德·路桑斯著，李超平译：《心理资本》，中国轻工业出版社 2008 年版，第 114 页。

志消沉，退缩不前。如有些领导参加职务竞聘失败，不能客观看待升迁得失，要么否定自己，看不到自己的长处，自暴自弃；要么怀疑或怪罪组织不公，对自己的前途悲观失望，工作的热情降低，责任感丧失，被动消极。有些领导在推进改革等工作中，出现失误，造成改革失败，总是放不下心理包袱，不是总结经验，在跌倒的地方爬起来，继续探索，而是从此变得保守，在改革面前退缩不前，没有继续大胆改革的勇气。

2. 在委屈面前沮丧愤怒

抗挫力弱的领导心智缺乏灵活性，能伸不能屈，身陷逆境时，就会垂头丧气，怨天尤人，悔恨不已。随着从严治党的深入推进，"一案双查""一岗双责"制度的落实，当班子成员或下级部门出现违法犯罪行为时，主要领导即使没有主观过错，同样要负管理责任，接受组织处理，如岗位调整、停职检查、免职，甚至引咎辞职等，有些抗挫力低的领导就会觉得委屈，心生怨恨，对未来悲观失望，失去工作热情和工作动力，甚至对组织心怀不满。有些领导在推进工作中，由于主客观条件不成熟等原因，尽管自己花了大量时间，付出很多心血，仍难免造成损失，出现失败时，既得不到上级肯定，也得不到群众的理解，抗挫力低的领导会进行错误归因，认为事情做得越多，出错的概率也越多，当无所作为的太平官最安全，出现"不干事，不出事"心态，从而放弃努力，降低进取的劲头，错失自己成长发展机会。在加大巡视巡察的背景下，有些领导刚接任新的职位，也要为前任领导的遗留问题买单时，抗挫力低的领导，思想上认为与自己无关，不愿主动承担责任，出现愤懑不平、牢骚满腹等不良情绪。在行为上不是积极主动弥补过错，解决问题，而是采取消极拖延的办法应付了事。

3. 在打击面前一蹶不振

随着"有责必问，问责必严"相关制度的进一步完善和严格执行，领导在工作中稍有不慎，就会受到被问责或通报批评等组织处理，加上干部人事制度改革的深入推进和"干部能上能下制度"的有效落实，因受组织职位减少、能力不匹配、身体健康或违纪违法等原因影响，领导随时都有可能被降职或免职。面对问责、免职、降职的打击，有些领导不能正确看待成败得失，缺乏宽容、接纳失败的胸怀，没有顺其自然的心态，也看不到挫折和失败的价值和意义，产生强烈的受挫感，情绪低落，心灰意冷，工作动力减弱，责任担当不足，更找不到走出困境、走向未来的路；有些领导缺乏心理定力，放不平心态，没有自我反思、加强学习、总结经验教训、不断积蓄力量的雄心，也缺乏等待机会、重整旗鼓的壮志，甚至在工作中撂挑子，自卸担子；有些领导以自己天下第一，"舍我其谁"的心态对待工作，想尽办法给组织或他人找岔子、使绊子、惹是非，以不合作态度对待组织安排，抱怨指责、冷嘲热讽；有些领导想方设法寻求物质补偿，大肆贪污受贿，走向万劫不复之路；有些领导彻底绝望，情绪失常，精神崩溃，甚至走向自我毁灭，出现攻击行为，要么自我摧残、跳楼自杀，要么暴力威胁、打击报复他人。

（二）领导抗挫力弱的心理原因

1. 非理性认知

合理情绪疗法的开创者、美国心理学家阿尔伯特·艾利斯认为，引起人们情绪困扰的并不是外界发生的事件，而是人们对事件不合理的态度、看法和评价。可见，人的挫折感、对挫折的反应同样与人们对挫折情境的非理性认知有关。这种非理性认知主要包括：一是绝对化的要求，即以自己的意愿为出发点，主观地做出某些客观事物必定发生或不会发生的不合理判断，内在自动思维常常与"必须""应该"等词语相联系。如有些领导产生自己付出就"应该"得到组织认可、努力工作就"必须"得到提拔、全力以赴投入就"应该"取得成效等绝对化要求，不能正确区分主观愿望与客观现实的差距，当事物的发展与自己的意愿相悖，努力失败，理想无法实现时，就容易产生焦虑沮丧，愤怒不平，挫折感增强，不能心平气和地接受不可控的现实，一如既往持续努力工作。二是过分概括的评价，即以偏概全，用事物的个别属性或人的某一特征做出不合理的整体评价，如有些领导在面对提拔无望、改革失败、人际关系不良等挫折和失败时，要么彻底否定自己，认为自己"一无是处"，从而陷入情绪困扰之中，自暴自弃；要么全盘推脱责任，责备组织不公、他人作梗，产生愤怒和敌意，无法有效调整心态，不会自我反省和自我总结，缺乏在挫折和失败中磨炼意志、提高解决问题能力的意愿。三是糟糕透顶的结果推断，即对事件发展的结果做出非常糟糕的、灾害性的非理性推断，从而陷入负面情绪之中，不能自拔，如工作中遇到项目推进失败造成损失、被上级领导批评、因工作疏忽被问责检查、违规违纪被免职降职，甚至违法犯罪被判刑入狱等负性事件时，抗挫力低的领导，常常在认知上将其不良后果无限扩大，认为自己的前途和命运将彻底被毁，从此看不到希望，自暴自弃，一蹶不振，甚至抑郁自杀。可见，领导缺乏理性认知，就不能把挫折看成是人生旅途中的一段插曲、另一种体验，接受失败、直面失败，并竭尽全力、发奋图强，奋力走出人生逆境。

2. 信念不坚定

信念是个人在一定的世界观、人生观、价值观的基础上所形成的信仰和观念，是人们对实现目标确定无疑的信心、不达目标不罢休的执着精神和强大的内在驱动力。信念是人意志行为的基础，是增强抗挫力不可或缺的心理资源，也是支撑人走出人生低谷的重要力量。领导信念坚定，就能找到努力的目标和方向，面对挫折和失败也能满怀希望，即使身处困境也能看到曙光；领导信念坚定，才会信心十足，永不言败，百折不挠，越挫越勇；领导信念坚定，才能勇于迎接挑战，即使面对万丈深渊，粉身碎骨也无怨无悔。如中国工农红军正是在"救民族于危难，救人民于水火"的信念支撑下，以"一不怕苦，二不怕死"，百折不挠的精神，战胜各种艰难险阻，克服了常人难以想象的困难，以视死如归的坚强意志，最终完成了二万五千里长征，为民族独立、人民解放迎来了转机。目前，有些领导理想信念动摇，宗旨意识淡漠，忘记了"立党为公，执政为民"的初心，过分看重个人的成功，把职务升迁作为主要工作动机，必然不敢涉险滩、啃硬骨头，在困难面前退缩不前，在挫折和失败中痛苦难耐，在受到委屈时意志消沉。习近平总书记在十八届中央政治局第一次集体学习时就指出："没有理想信念，理想信念不坚定，精神上就会'缺钙'，就会得'软骨病'。"[①]领导得了"软骨病"，必然抗挫力低，经不起挫折和打击，走不出人生的低谷。

---

① 中共中央党史和文献研究院等：《习近平关于"不忘初心、牢记使命"论述摘编》，党建读物出版社、中央文献出版社2019年版，第73页。

3. 使命感欠缺

美国耶鲁大学心理学家艾美·瑞斯尼斯基（Amy Wrzesniewski）为了研究职场人的工作观念对工作绩效的影响问题，对众多行业进行了多年的调查，访问过几千名职员，发现每个组织通常都存在三种不同工作态度的员工，即把工作当工作、把工作当职业、把工作当事业。不管是白领还是蓝领都如此，也无论是管理者、教师、医生、工程师，还是普通工人都不例外。

把工作当工作的人，对生命意义的理解常常是有钱有闲、安逸舒适；工作的目标主要是挣钱；最大的愿望大都是少干活、多休假、多拿钱。这样的人工作多数没有主动性和自觉性。领导不在，无人监督时，惯于偷奸耍滑，磨洋工，想方设法以最少的投入，换取最大的收益；拈轻怕重，想尽办法逃避困难，没有迎难而上的精神和勇气，遇到失败和挫折会找各种借口，放弃退缩。

把工作当职业的人，对生命意义的理解通常是有钱、有权、有地位。工作的目标不仅是为了挣钱，还为了提升能力，职务升迁，实现自我的价值；工作主动自觉，无需监督；但情绪行为不够稳定，抗挫力低，当升职等需求得不到满足、个人利益受损、职业发展遭受挫折和打击时，往往不能正确区分主客观因素，喜欢推卸责任，怪罪他人，容易气馁、放弃或逃避。

把工作当事业的人，怀着使命感工作，对生命意义的理解就是为社会多做贡献，让他人生活得更美好，使自己的人生更有价值。工作的目的是为社会服务，让组织发展；在工作中更关注组织的长远发展，敬业、踏实、认真，全身心投入；不计报酬、得失，精益求精，勇担重任，为了心中的目标，不惜牺牲自己的一切；面对工作中的失败，能吸取教训，不找借口，只会总结经验，找方法。

《尚书·周书》有云："功崇惟志。"没有伟大的志向，不可能取得伟大的功业。唯有使命感强、信念坚定的领导，才敢直面困难，勇往直前，创造伟业。

如人民的好总理周恩来，膝下无儿无女，他把全部的爱都献给了祖国和人民。他为了人民翻身解放，鞠躬尽瘁，死而后已，即使重病缠身，仍强忍剧痛，忘我工作，直到生命最后一刻。还有"两弹一星"元勋钱学森、邓稼先、郭永怀等，他们为了国家和人民的长久安宁，放弃国外优厚的待遇、良好的工作环境，克服重重阻拦，义无反顾地回到积贫积弱的祖国，甚至隐姓埋名，长年生活在人迹罕至的大漠，最终完成了"两弹一星"这一国家安全重器的研制任务。他们为此献出了青春，甚至是宝贵的生命，始终无怨无悔。

当前，有些领导之所以担当不足，不敢为，害怕困难挑战，经不住挫折和打击，根源在于对生命意义的理解出现偏差，淡忘了"大道之行，天下为公"的理想誓言和作为领导的职责使命。有些领导谈自由权利多、讲责任义务少，把个人利益、职务升迁看得高于一切，把自己对舒适安乐生活的向往作为第一位的奋斗目标，自然会患得患失，也没有勇气面对挫折，遇到困难就逃避退缩。有些领导甚至把自己手中的权力当成实现个人目标的工具，将党和国家的事业、人民的冷暖置之脑后，必然经不住打击、受不了委屈。

心理学家维克多·弗兰克尔（Wiktor Emil Frankl M. D.）说："光说人有自由还不够。自由只是故事的一半，真理的一面。自由是人的生命消极的一面，而其积极的一面就是责任。实际上，如果人不能负责任地生活，那自由就会堕落为放任。"①领导心中有党，心中有民，心中有责，才会奋不顾身，才能提高抗挫力，否则就会堕落放任，随波逐流。

三、增强抗挫力，是领导必不可少的人生修炼

随着社会的发展、竞争的加剧，执政风险不断增加，领导随时都会面临挫折和失败。提高抗挫力，既是党和国家发展的需要，更是领导磨砺意志、强大自我的人生必修课。

（一）创新变革时代，挫折失败是领导工作的常态

领导要在前所未有的风险挑战中推动发展，引领变革，急流险滩随时随地都会出现，时时处处都在考验着领导的抗挫力。尤其是进入新时代，中国发展到了转型期，改革走入深水区，国际政治经济环境复杂多变，国内经济下行压力加大，人们思想观念多元，利益诉求多样，社会心态复杂，各类风险挑战明显增多，领导不仅要想方设法推动经济社会发展，解决就业、医疗、上学等各种民生难题以满足人们日益增长的对美好生活的需要；还要化解社会深层次的矛盾和利益纠纷，平衡复杂的人际关系，使社会保持和谐稳定；同时，更要有效防范各种风险隐患，及时处理突发事件，完成各项急难险重任务等。

---

① ［美］维克多.弗兰克尔著，吕娜译：《活出生命的意义》，华夏出版社 2010 年版，第 168 页。

事实上，领导工作的实质就是平衡主观与客观的关系，解决需要与现实的矛盾。而主体需要的无限性与客观资源的有限性，决定了领导在工作中无法做到尽善尽美，即使全力付出，也会因社会条件不具备、思想理论不成熟、制度方法不完善、应对措施缺乏等主、客观条件限制，出现结果不理想、目标难实现、组织不理解、群众不满意等情况。所以，领导工作中的不测和未知随处可见，矛盾和问题如影随形，挫折和失败必然成为领导工作的常态。只有增强领导积极心理能量，提高抵抗挫折和压力的能力，才能在困难面前不退缩，在挑战面前不害怕，无私无畏，敢于攻坚克难，开拓创新。

（二）增强抗挫力是做领导的基本功

习近平总书记指出："领导不仅要有担当的宽肩膀，还要有成事的真本领。"[①] 而抗挫折打击的能力，就是领导不可或缺的真本领。

1. 抗挫力强才能成为好领导

生活中每个人都会遇到压力和挫折，都有困难和不如意，但相对而言，领导与普通群众相比，肩负的责任更重，需要处理的矛盾更复杂，党和人民对其提出的要求更高，需要经受的风险挑战更严峻。在急难险重任务下达时，当其他人都在止步不前、推卸责任，只有不怕付出、勇担重任、吃苦在前的人，才具有号召力，成为群众的领导。在困难和失败面前，当群众焦虑不安、束手无策、找不到前进的方向时，只有敢于面对困

---

① 李洪兴：《磨炼成事的"真本领"》，《人民日报》2017年11月13日，第9版。

难不退缩、总能找到更好的办法解决问题的人，才具有吸引力，能从群众中脱颖而出，走上领导岗位，成为群众的领头人。在危机来临时，只有敢于挺身而出，并带领群众走出困境的人，才具有影响力，成为群众心中的英雄，让群众自觉自愿地追随。可见，领导所经受的挫折和打击无论在数量还是强度上，都会超过一般人。可以说，没有抗挫力，就不会得到群众的拥护，也成不了真正的好领导。

2. 抗挫力一直是组织遴选领导的重要条件

在革命战争年代，是否对党忠诚、英勇善战、敢于牺牲是组织选人用人的主要标准。如在白色恐怖时期不投敌叛变，在被捕入狱时经得住敌人的严刑拷打，绝不出卖组织和战友；大敌当前时，能振奋士气，以少胜多；在敌人层层包围中能冷静应对，灵活应变，巧妙突围；在敌人的坚固堡垒面前，敢于冲锋陷阵，不怕牺牲。所以，在革命战争时期，只有具备强大抗挫力的人，才能经受住战争的残酷洗礼，成为组织选拔培养的对象。

今天，在开启现代化建设新征程的关键时期，领导如何才能带领人民破浪前行，在改革的试错纠错中勇敢探索，百折不挠；在能上能下机制面前，就算没有提拔机会，也不气馁放弃；在从严治党条件下，即使工作失误，被问责、免职、降职，仍然信念坚定，执着追求；在激烈的竞争中顶住压力，开拓进取。增强领导抗挫力，是必然的选择。如何对待失败，怎样在挫折中奋起，是否具备强大的抗挫力，是组织遴选领导人才考量的主要内容。

四、领导的成长进步需要在挫折中磨炼

（一）挫折是领导走向成功的起点

心理学家曾经用动物做实验，将幼小的白鼠分成两组，一组经常进行电击等挫折刺激，另一组让其自然成长，当两组白鼠发育成熟后，再对其进行电击，从小受过电击的一组白鼠生理反应迅速，电击过后仍然保持正常行为，表现出较强的抗挫力。而从小没有遭受过电击的白鼠生理反应迟缓，电击之后行为明显异常，而且易患各种与情绪有关的疾病。

人的成长发展同样离不开挫折和失败的磨炼。正如华为总裁任正非针对"孟晚舟事件"（2018年12月1日孟晚舟在加拿大被扣留），接受加拿大电视台采访时说："在成为英雄之前，你必须经历很多痛苦。如果你没有伤疤，就不会有坚硬的皮肤。"现实生活中，在遭受相同的打击和失败时，一个出生环境优越，成长顺利的人，容易陷入惊慌和茫然的危机状态，情绪易受损伤，处理和应对问题的行为方式也会异常。而一个曾经历过坎坷的人，挫折感会相对降低，往往能沉着面对，冷静处置，快速从危机中复原。心理学家通过对大量的事例研究发现，磨难在给人们带来痛苦的同时，也激励着许多人积极变化，如经历亲人离世、身患绝症、自然灾害、战争等创伤事件后积极心理的成长，包括"精神上更成熟，共情能力提高，心态更开放，甚至对生活的满意度更高。个人力量和自信心提高了，更加重视社会关系，同时社会关系也更加融洽"①。心理学家将其称为"创伤后成长"或"逆境成长"。

尽管挫折和失败总会让人情绪波动难耐，心灵痛苦不堪，没有人喜欢。可我们是成长于顺境还是逆境，个人无法选择。让人欣慰的是，每个人的抗挫力都是可以培养的。心理学家研究表明，抗挫力作为人的积极心理能量，既是特质类个性心理特征，同时也是可开发、可提升的状态类心理特征。领导的抗挫力，需要在工作和生活中亲身经历挫折，不断反思，总结经验，从痛苦中得到升华，才能逐步提高。正如哈佛大学最受欢迎的"幸福课"主讲人泰勒·本·沙哈尔（Tal Ben - Shshar）所说："我们只有实际经历失败，并超越失败，才能学会处理失败。"

（二）领导的抗挫力需要在实践中长期磨炼

领导抗挫力的提升是一个缓慢而复杂的过程：一是领导在工作中经受挫折和失败的打击，在努力应对的基础上取得成功，形成失败是可以战胜的认知和信念；二是在认知和信念的基础上，形成不屈不挠的性格特点，再遇到困难和挫折时，认知上更能接纳，情绪上也能保持沉着、冷静而不轻狂浮躁，行为上更果断从容，张弛有度；三是在实践中经过一次又一次挫折和失败的锤炼，领导的抗挫力不断增强，在心理上不再害怕困难挑战，不管坠入多深的低谷、前进的道路多么艰险，信念始终坚定，希望永不熄灭，总是乐观积极应对困境、解决问

① ［美］肖恩·埃科尔著，师冬平译：《快乐竞争力》，中国人民大学出版社 2012 年版，第 100 页。

题，在战胜困难和挫折中实现常人不敢想的目标。

亚伯拉罕·林肯（Abraham Lincoln）出生在一个贫困交加的家庭，一生被挫折和失败纠缠不休。但他始终信念坚定，从不退缩，坚持不懈追求自己心中的伟大目标，坚决反对国家分裂，坚定主张废除奴隶制度。为此，林肯面对一次又一次的失败，他却一次又一次地在跌倒的地方重新爬起来，继续向前，永不言弃，在困境中越挫越勇，最终实现了自己的远大理想，维护了美国的统一；在他的努力和推动下，美国成功颁布了《宅地法》《解放黑人奴隶宣言》等法案，保障人人生而平等的权利。林肯也成为美国历史上最伟大的总统之一。2006年，美国权威期刊《大西洋月刊》在评选影响美国的100位人物中，林肯排在第一位。2008年，英国《泰晤士报》组织的专家委员会在美国43位总统中评选"最伟大总统"，林肯仍名列第一。

领导的抗挫力究竟从何而来？林肯进驻白宫前的简历，就是最好的答案。

1809年出生。

1816年，7岁时家人被赶出了居住的地方，他不仅无法上学，还要工作赚钱以补贴家里生活。

1818年，9岁时母亲去世。

1831年，22岁时经商失败。

1832年，23岁时竞选州议员落选，随之而来的又是失业、上学被拒的打击。

1833 年，24 岁时借钱再次经商，年底破产，血本无归，接下来用了 16 年时间才还清债务。

1834 年，25 岁时再次竞选州议员，终于取得胜利。

1835 年，26 岁即将结婚时，未婚妻却意外死亡，他痛苦不堪，精神完全崩溃，卧床 6 个月后才振作起来。

1838 年，29 岁时，争取成为州议员的发言人，没有成功。

1843 年，34 岁时参加国会大选，落选。

1846 年，37 岁再次参加国会大选，终于当选。

1848 年，39 岁时寻求国会议员连任失败。

1849 年，40 岁时想在自己的州内担任土地局长，被拒。

1854 年，45 岁时竞选美国参议员，落选。

1856 年，47 岁时在共和党代表大会上争取副总统提名，惨败。

1858 年，49 岁时再次竞选美国参议员，仍然落败。

1860 年，51 岁时终于当选美国总统。

他就是林肯，美国第 16 任总统，一个令全世界为之叹服的伟人。[①]

（三）挫折中也蕴含着机遇

挫折和失败中往往埋藏着成功的种子。人总有惰性，在顺

---

① ［美］戴尔·卡耐基：《林肯传》，云南人民出版社 2016 年版，第 9 -114 页。

境中，容易安于现状，得过且过，害怕变革。而人在危机来临、原有的生活状况被打破时，更能激发出求生存、求发展的强烈动机，促使人去深刻反思自己、鞭策自己、改变自己，增强自我提高、自我重塑的勇气，更好地抓住绝处逢生的机会。所以，马克西姆·高尔基（Maxim Gorky）说："苦难是人生最好的大学。"事实上，在困境中杀出来一条血路，从磨难走向成功的人，比比皆是。比如，在我国成功企业家中，有些曾是下岗失业、就业无门的工人，有些曾是被生活所迫、背井离乡、吃尽苦头的农民工，还有些曾是触犯法律、刑满回头的浪子。在许多优秀领导中，有些曾出身贫寒，成长之路艰难而曲折；有些曾身患绝症，受尽病痛的折磨；有些起起落落，从政之路也曾跌宕不平。在挫折和失败面前，只要自己不放弃希望，保持积极向上的精神，总能找到上帝为你开的另一扇窗，甚至绝地反弹，取得出人意料的成绩。

　　田中光夫曾在东京的一所中学当校工。虽然工资很低，但他十分知足。就在他要退休时，新来的校长认为他"连字都不认识，却在校园里工作"，就把他辞退了。田中光夫沮丧地离开了学校。他平时有个习惯——有空就要买半磅香肠，这次走到食品店门前，他猛地一愣，店主——山中太太已经去世了，她的食品店也关门很久了。然而，附近却没有第二家卖香肠的店了。这时，他脑子里突然冒出了一个念头——为什么自己不开一家专卖香肠的小店呢？那样又能解馋，还能有新的工作。说干就干，他拿出自己仅有的一点积蓄，拿下了山中太太的食品店。由于田中光夫灵活多变的经营和他在校园工作时养成的勤奋认真的习惯，他的香肠店开得红红火火。多年以后，他的香肠连锁店开遍了东京的各个角落，田中光夫也成了叱咤风云的食品加工公司的总裁，他还办了"田中光夫香肠制作技术学校"。如果不是被解雇，平平稳稳工作到退休，他可能永远都是那个默默无闻的人。失业带给田中光夫的不是贫穷，更不是沮丧或退缩，而是发现自我的转折点，是走向事业辉煌的起点。①

（四）磨难是领导成长进步的宝贵财富

无数成功人士在回想自己的创业史或奋斗史时，最让他们津津乐道的并不是最终取得的成就，而是自己在困境中如何挣扎，如何实现"凤凰涅槃，浴火重生"的拼搏历程。温室里长不出栋梁之材，最出色的自己是在逆境中锻造而成的。"一个伟大领导者的成长之路是从第一次栽跟头开始的，因为他们学习、成长和自我提高的最大机会大多来自于困难、失败。"② 人如果缺乏困境的考验，谁也不知道自己有多大的潜能。长期在碌碌无为、平淡无奇的工作中消磨时光，人就没有自信，不敢挑战困难，自己的优势也会被埋没。在困境面前，一个人更能看到自己身上的不足，增强"刮骨疗伤"般自我革新的勇气，敢于挑战自我，挑战新的目标，找到走向成功的另一条路径，收获另一份惊喜。

---

① 崔修建：《跌倒的地方也有风景》，《思维与智慧》2003 年第 7 期，第 43 页。

② 姜晓珊：《高韧性领导者的四大秘诀》，《培训》2011 年第 12 期，第 19 页。

美国第 37 任总统理查德·米尔豪斯·尼克松（Richard Milhous Nixon），可谓是世界政坛伟大的政治家，在他不长的任期内，结束了越南战争，打开了中美友好的大门，改善美苏关系，重振美国经济。正当他威信大增、赢得无数赞誉之时，却因"水门事件"这一政治丑闻（尼克松连任竞选班子 5 名成员闯入水门大厦，即竞选对手民主党位于华盛顿的全国委员会办公室，安装窃听器，当场被捕）不得不主动辞职，退出政坛，从人生的巅峰跌入低谷。自辞去总统职务到去世的 20 年时间里，尼克松承受了巨大的精神打击。不仅遭到亲朋好友的疏远、社会的冷嘲热讽，还要受到记者的攻击和责难。每年 6 月 17 日，即水门事件发生日，媒体都会定期举行各种活动，反思这一不光彩政治事件，尼克松每年都免不了要经受一场精神的折磨。为此，他患上内分泌失调症和血栓性疾病，医生认为他基本成了废人。但尼克松在病魔缠身、精神失落与忧愤中，仍顽强拼搏，坚持大量阅读，重新反思自我，深刻洞悉世界政治关系，并在反思中笔耕不辍，先后出版了《尼克松回忆录》《真正的战争》《领袖们》《不再有战争》《1999：不战而胜》《超越和平》等影响深远、畅销世界的书籍，为世界各国领导人进一步思考国与国的关系、推动世界和平提供启示。1994 年 4 月，尼克松黯然病逝。白宫宣布葬礼当天为全国致哀日，在任的比尔·克林顿（Bill Clinton）总统代表整个国家对尼克松表示敬意，成千上万人参加了他的葬礼，包括美国各界人士和来自 88 个国家的代表。尼克松用了 20 年的努力终于换来了他人的尊重，洗刷了自己人生的耻辱。无论跌入多深的低谷，勇于从困境中重新站起来的尼克松，留给世界的不仅只是政治思想，更是知耻而后勇的品格，纵使饱经风霜依然永不言败的精神财富。可见，天无绝人之路，通往成功的道路并非只有一条，只要拥有自强不息的精神，充分发掘并利用自己的潜能，坚持不懈地努力，总能看到人生最美的风景。

（五）经历磨难后成长的领导更有魅力

"不经一番寒彻骨，怎得梅花扑鼻香。"人经历过磨难，才能深刻感受在困苦中的孤独和无助，体会在寻求突破中得到他人援助时内心的温暖，深刻感悟人性，真实洞察人心，心生感激之情。在逆境中成长的有些领导，精神上更成熟，更能明白权力从何而来、为谁而用，增强感恩他人、回报社会的心理动机，坚定理想信念，追求高远目标；在磨难中成长的有些领导，心态更开放，不仅性格会变得平和达观，更有同情心和同理心，而且善于换位思考，不强人所难、不武断专横、不盛气凌人，人际关系更融洽；在跌倒的地方重新爬起来的有些领导，更能与下属建立紧密连接，营造良好的工作关系，不断增强组织凝聚力，团结和带领群众齐心协力去实现目标；经历磨难成长的有些领导，才不会丧失做人的本性，泯灭为官的良知，拥有悲悯的情怀，真正让自己的心灵回归本真，体察民情，善解民愿，用心感受百姓的悲苦和需求；在处理棘手的问题时，心平气和而不焦虑急躁；在对待利益得失时，心胸坦荡而不斤斤计较；在举贤用人时，海纳百川而不嫉贤妒能；在激励下属时，以情动人而不强迫命令；在做决策、定任务、带队伍过程中，有温度、懂人心，让下属发自内心敬佩，自觉自愿信服，不断提高自己的影响力、号召力和人格魅力。

习近平总书记15岁就离开北京，到陕西延川县文安驿镇的梁家河插队落户，成为"年龄最小、去的地方最苦、插队时间最长的知青"①。正是七年漫长而艰苦的生活磨炼，铺就了习近平总书记的"逆境成长"之路。习近平总书记在《我是黄土地的儿子》一文中回忆道，作为"黑帮子弟"，受形势所迫，他离开家人，来到一个陌生的环境中，刚开始并不适应，也没有长期扎根农村的意识。感到孤独、迷茫，劳动随意，不愿与群众同甘共苦，群众也不信任他。后来在家人的教育下，他转变了思想观念。"我真诚地去和乡亲们打成一片，自觉地接受艰苦生活的磨炼。"② 几年下来，不仅过了四大关，即跳蚤关、饮食关、劳动关和思想关，还磨炼了自己的意志，增强吃苦耐劳的精神，自信心不断增强，一心为民的信念也更加坚定。"在困苦中完成了一次蜕变，实现了精神上的升华。"③ 不仅承受挫折和打击的能力更强，而且思想更成熟，信念更坚定。习近平总书记在文章中说："七年上山下乡的艰苦生活对我的锻炼很大，后来遇到什么困难，就想起那个时

---

① 中央党校采访实录编辑室：《习近平的七年知青岁月》，中共中央党校出版社2017年版，第429页。

② 习近平：《我是黄土地的儿子》，《全国新书目》2002年第12期，第26页。

③ 中央党校采访实录编辑室：《习近平的七年知青岁月》，中共中央党校出版社2017年版，第100页。

候在那样的困难条件下还可以干事，现在干嘛不干？你再难都没有难到那个程度。"① "15 岁来到黄土地时，我迷惘、彷徨；22 岁离开黄土地时，我已经有着坚定的人生目标，充满自信。作为一个人民公仆，陕北高原是我的根，因为这里培养出了我不变的信念：要为人民做实事"②可见，七年梁家河艰苦的知青生活，成了习近平总书记治国理政思想之源，也是他"以人民为中心"价值观和权力观的源头活水。时刻将人民的冷暖、需要放在心上，将"人民对美好生活的向往"作为党的奋斗目标，把是否符合广大人民的根本利益作为一切工作的最高标准，正是习近平总书记的影响力和人格魅力所在。

（六）挫折挡不住强者

著名音乐家贝多芬说过："卓越的人一大优点是在不利与艰难的遭遇里百折不挠。"这句话也是贝多芬对自己坎坷人生的最好总结。身为作曲家的贝多芬，耳聋的打击可谓是致命的。但他在丧失听力的情况下仍然挣扎着坚持创作，尤其是晚年，在完全失聪的情形下，仍谱写了他一生最伟大的作品，如《命运交响曲》《第九交响曲》等。

法国作家巴尔扎克（Honore. de Balzac）说："苦难对于天才是垫脚石，对于强者是一笔财富，对于弱者是万丈深渊。"强者会把逆境与坎坷当财富，在挫折中吸取养分，涵养心智，

---

① 习近平：《我是黄土地的儿子》，《政策》2018 年第 2 期，第 39 页。
② 习近平：《我是黄土地的儿子》，《政策》2018 年第 2 期，第 38 页。

积蓄力量，等待时机，向更高更远的目标进发。所以，挫折挡不住强者，挫折只会让强者更强。

如改革开放的总设计师邓小平，在他70多年的革命生涯中，可谓坎坷不平，大起大落，跌宕起伏。哈里森·索尔兹伯里（Harrison Evans Salisbury）在《长征——前所未有的故事》一书中称赞邓小平是"永远打不倒的小个子！"① 在党内，邓小平曾三次被错误地打倒，他为了国家的独立、强盛，人民的幸福、安康，又三次顽强地站起来，而且一次比一次更强大，影响更深远，更深刻地改变了国家的前途和人民的命运。邓小平越挫越勇、越挫越强的精神不仅让中国人民铭刻于心，也让世人敬佩。德国传记作家乌利·弗朗茨（Uli Franz）在《邓小平——中国式的政治传奇》中说："邓小平用非凡的能力战胜了政治上的三起三落和无数阴谋诡计，并且每次都向他生命的目标更接近一步。……在我们的世纪里，我在东方和西方都没见过像邓小平那样走过如此崎岖曲折的生活道路，却又卓有成就的政治家。"② 邓小平也曾幽默地说："如果对政治上东山再起的人设立奥林匹克奖的话，我很有资格获得该奖的金牌。"③

屡经沉浮更让邓小平学会了乐观面对和坚强隐忍。不管遇到多大的困难，都能以幽默的口吻予以化解，如"天塌下来不

---

① 龙平平：《邓小平研究综述》（上册），中央文献出版社2003年版，第227页。

② 孟继群：《邓小平领导理论研究》，人民出版社2008年版，第17页。

③ 马祥林：《追忆邓小平：在党内三起三落终成领导核心》，中国网2014年2月10日。

要紧，有高个子顶着"①，纵使泰山压顶，也能举重若轻，从容
面对。最终达到"顺不妄喜，逆不惶馁，安不奢逸，危不惊
惧"的无我境界，实现了人格的完善与升华。

屡遭挫折使邓小平更有机会接触底层群众，全面观察社会
现实和群众内心最深层的渴望，才会有"我是中国人民的儿
子，我深情地爱着我的祖国和人民"②这一真情表达，提出
"发展才是硬道理"③这一至理名言。他以非凡的智慧和坚强的
意志，冲破重重阻力，解放思想，实事求是，开启了改革开放
新的伟大革命，带领中国人民实现了从站起来到富起来的伟大
飞跃，让中国国家面貌焕然一新。

屡被打击使邓小平更深刻认识到个人崇拜的危害和制度建
设的重要性，才有"制度好可以使坏人无法任意横行，制度不
好可以使好人无法充分做好事，甚至会走向反面"④的深切体
悟，坚定不移推进政治体制改革，推行集体领导制度、干部年
轻化制度、领导退休制等。尤其是废除领导职务终身制，从自
己做起，主动让位，退居二线，以实际行动推进社会主义民主
制度的建立和完善。可见，邓小平的人生经历正好印证了哲学
家尼采的名言："那些杀不死我的人，终将使我更强大"。能伸
能屈、直面挫折、不畏牺牲的精神不仅体现了邓小平的强者风

---

① 余玮、吴志菲：《红舞台下的凡人邓小平》，人民出版社 2004 年版，
第 329 页。

② 孟继群：《邓小平领导理论研究》，人民出版社 2008 年版，第 16 页。

③ 《中共中央党校教务部《邓小平文选》（第二卷）辅导教材》，人民出
版社 1994 年版，第 68 页。

④ 中共中央文献研究室：《三中全会以来重要文献选编》（上），人民出
版社 1982 年版，第 523 页。

范，也成就了他永载史册的辉煌业绩。

抗挫折心理自测①

1. 在过去的一年中，你认为遭到挫折的次数是：

A. 0~2次　　　B. 3~4次　　　C. 5次

2. 你每次遇到挫折：

A. 大部分都能自己解决　B. 有一部分能解决　C. 大部分解决不了

3. 你对自己的才华和能力的自信程度是：

A. 十分自信　　B. 比较自信　　C. 不太自信

4. 你应对问题经常采用的方法是：

A. 知难而进　　B. 找人帮忙　　C. 放弃目标

5. 有非常令人担心的事时，你：

A. 无法工作　B. 工作照样不误　C. 介于A、B之间

6. 碰到讨厌的对手时，你：

A. 无法应对　　B. 应对自如　　C. 介于A、B之间

7. 面临失败时，你：

A. 破罐破摔　　B. 使失败转化为成功　　C. 介于A、B之间

8. 工作进展不快时，你：

A. 焦躁万分　　B. 冷静地想办法　　C. 介于A、B之间

9. 碰到难题时，你：

---

① 徐培基、胡朝兵：《领导干部心理问题实例解析、调适与自测》，中共中央党校出版社2011年版，第152页。

A. 失去自信 　 B．为解决难题动脑筋 　 C. 介于A、B之间

10. 工作中感到疲劳时，你：

A. 总是想着疲劳，脑子不好使 　 B. 休息一段时间，就忘了疲劳 　 C. 介于A、B之间

11. 工作条件恶劣时，你：

A. 无法工作 　 B. 能克服困难干好工作 　 C. 介于A、B之间

12. 产生自卑感时，你：

A. 不想再干工作 　 B. 立即振奋精神干工作 　 C. 介于A、B之间

13. 上级给你安排艰巨任务时，你会

A. 顶回去了事 　 B. 千方百计干好工作 　 C. 介于A、B之间

14. 困难落到自己头上时，你：

A. 厌恶之极 　 B. 认为是个锻炼 　 C. 介于A、B之间

计分方法：

1—4题 A：2分　B：1分　C：0分

5—14题 A：0分　B：2分　C：1分

结果分析：

19分以上，说明你的抗挫力很强。

9~18分，说明你有一定的抗挫折能力，但对某些挫折抵抗力薄弱。

8分以下，说明你的抗挫折能力还很弱。

五、领导储蓄抗挫力的方法

　　每个人的心理能量不同，应对挫折的方式和路径选择也不一样。总体上有三种路径选择：一是被挫折和失败打倒，认定自己无能为力，放弃努力，逃避困难，一蹶不振，甚至抑郁自杀；二是学会坚强忍耐，让时间抚平伤痛，努力回复正常状态；三是在挫折中吸取养分，学会逆境成长，让自己变得更强大。然而，现实生活中，面对挫折和失败，绝大多数人自然而然就会选择第一或第二种路径。因为在挫折和失败面前，感到无助和无望的人，视野会变得狭窄，很难找到最有价值的逆境成长之路。只有少数人才会坚定地相信最佳路径的存在，并努力寻找，最终战胜挫折，走出困境，成为真正的强者。

　　肖恩·埃科尔在《快乐竞争力》一书中描述：在他上大学期间，由于经济困难，他总是报名参加各种心理学实验，充当被试，以换取不多的零花钱。有一次他参与了一个名为"帮助老人"的实验，报酬是 20 美元。实验开始时，先让他穿上紧身运动短裤，光着上身（实验人员称白色衬衫发完了），手和腿上的关节部位都绑上反光罩。实验要求他在一个铺着衬垫的黑暗走廊上来回走。他被告知，行走过程中，要么走廊上的衬垫会往左或往右滑动，他就会向右或向左摔倒，要么他脚上拴着的绳子突然向后拉，他会脸朝地摔倒在地上。每 30 秒钟就会摔倒一次，同时摄像机会拍摄整个摔倒的过程。实验开始后的一个小时里，肖恩·埃科尔已在走廊上摔倒了 120 次，他本以为实验结束了，可实验人员满脸歉意地走进来说，录像机里忘了放录像带，实验还得重新进行，并问他是否愿意继续，他还是同意了。在又摔倒120次后，浑身是伤的肖恩·埃科尔只得住进了医院。之后，他才知道这并不是什么"帮助老人"实验，而是"动机与抗挫力"的心理实验。当负责该实验的教授亲自到医院看望他时，给他带来的报酬不是20美元，而是200美元。教授说："实验对象摔倒后继续爬起来向前走得越远，奖励的金额就越大，在你之前从未有人能坚持这长时间，你赢得了最高奖：200美元。"摔倒了，爬起来，即使精疲力竭、遍体鳞伤仍继续向前走，这就是逆境成长。

在现实生活中，领导的生命旅途也不会平坦，失败和挫折随时都会不期而遇。正如哈佛大学幸福课的主讲人本·沙哈尔所说："事情不一定朝着最好的方向发展，但有些人总能在发生的事情中做到最好。"[①] 作为领导，在一次次摔倒、身心疲惫、伤痛不已的情况下，如何才能找到心理能量让自己站起来继续向前，在已经发生的挫折和失败中做到最好？

答案是：储蓄抗挫力，增强逆境成长的能力。

（一）正确看待挫折

阴阳辩证是中国古人的最高智慧。中国古代太极图不仅深含着宇宙的奥秘，也蕴含着深刻的人生哲理。太极图清晰地告诉我们：万事万物皆有阴阳，阳中有阴，阴中有阳，阴和阳同生共存于一体，即阴阳为一；阴阳相互依存，阴没有阳会变成死寂，阳没有阴会被烧毁，阴阳彼此需要，不能分离；阴阳相

---

① ［美］肖恩·埃科尔著，师冬平译：《快乐竞争力》，中国人民大学出版社2012年版，第101页。

互转化，无论是阴中那一小点阳，还是阳中那一小点阴都会变化，发展壮大，彼此取代；阴阳互为能量，相互作用，相互促进，共同发展。没有阴阳互动，事物就失去了内在的活力，也就没有了事物的发展变化。同理，人的生命存在形式也有好有坏，有成功有失败，"祸兮福所倚，福兮祸所伏"，是生活的常态。所以，人们常说："得意别忘形，失意不气馁"，是人生大智慧。生活中既没有绝对的好事，也没有绝对的坏事，月有阴晴圆缺，人有旦夕祸福，此事古难全。

作为领导，手中有权，肩上有责，要储蓄抗挫力，要善于吸取阴阳辩证的智慧，正确看待挫折。

1. 接纳

正如只吃甜食的人不会健康，过于笔直的道路更容易发生车祸一样，没有挫折与失败的人生不仅单调乏味，还会让人自甘堕落，缺失自信，潜能被埋没，一生平庸无能。尝尽酸甜苦辣才算完满人生，体验喜怒哀乐才有心灵的成长。当挫折和失败来临时，要坦然面对内心的痛苦，心平气和地接纳，不断调整、改变自己，以适应不一样的生存状态。

2. 调整心态，不把挫折当失败

要看到挫折的积极面，将挫折看成自我成长的机会，在挫折中看到成功的希望。在困境中，直面自己的内心，用心体验别样人生。坚信挫折只是暂时的，无论人生旅途中遇到多大的坎，终将会成为过去，成功就在前方等着自己；在困境中，认真反思自我，磨炼心志，转变观念，开始新的尝试，努力强大内心，找到突破的路径，重振雄风。

3. 淡忘挫折

把注意力转移到更有意义的事情上。在困境中切莫无所事事，放弃作为，要自找"麻烦"，让自己动起来，用身体的能量驱动心理的能量。多做利人利己的事情，把注意力集中在手头的工作上，以此淡忘失败的痛苦，增强价值感、成就感和自信心，尽快走出失败的阴霾。

在非洲大草原上，有一条河流，两岸水草丰美，成了各种动物的乐园。有一个动物学家，在观察两岸的羚羊群时，发现河东岸的羚羊无论是奔跑速度、机灵反应，还是繁殖能力都比西岸的强。动物学家很是纳闷，为什么同样的生存环境，同样的草料食材，两岸羚羊的体质却如此不同？经过长期研究，他终于明白其中的缘由，因为东岸有一个狼群，而西岸却没有威胁羚羊生存的凶猛动物。东岸的羚羊为了躲避狼群的追捕，不得不随时提高警惕，拼命奔跑，保持强健的体魄。

（二）有效处理消极情绪

人是情绪和情感的动物，在遭遇挫折和失败时，总免不了会有消极情绪，不仅伤及身心，还会影响行为效果。认知科学家认为，消极情绪会破坏人的心智，处于痛苦、愤怒、抑郁等消极情绪状态的人注意力会变得狭窄，接受信息和思考问题的能力也会下降，更找不到解决问题的方法。所以，处理不良情绪是提高抗挫力的前提。

受挫时寻求安抚是每个人的本能。小时候，当我们被大孩子欺负，或者不小心摔疼自己时，总会哭着去找妈妈，以获取安慰。聪明的妈妈总是先与孩子感同身受，不停地说："妈妈知道，你被大哥哥欺负，很委屈，很愤怒，对吗？""你哪里被打疼了，妈妈帮你揉一揉。"紧接着说："这个大哥哥太坏了，他不仅欺负你，还欺负了其他人，他总爱打人，等会儿我告诉他爸妈，让他爸妈收拾他。"再接下来说："好了，别哭了，算了。""来，让妈妈抱抱。"最后说："你想吃什么，一会妈妈上街给你买。"或者说："别哭了，一会妈妈带你出去玩。"这就是智慧妈妈的绝招。伤心难过的孩子经过妈妈一番程序性的安抚，很快就会安静下来，快速恢复积极情绪，再次兴高采烈地加入小伙伴的玩耍之中。

如今已长大成人、身为领导的我们，在陷入困境，内心痛苦时，再也无法去找妈妈安抚，也不能随意抱怨、宣泄，到处诉说更不是明智之举。所以，学会自我同情、自我安抚，快速走出消极情绪的漩涡，增强积极心理能量，是领导必需的生存之道。领导如何进行自我安抚？智慧妈妈的程序性方法，值得我们借鉴：第一，面对挫折，直面自己内心。用心识别自己的不良情绪是痛苦、悲伤、愤怒、厌恶、悔恨、内疚、恐惧、委屈还是沮丧，察觉自己的不良情绪，如"此时此刻，我太痛苦了""我感到十分委屈"等。第二，允许自己不良情绪的存在，用心体恤自己，学会自我同情。告诉自己，遭遇这样的事情，有不良情绪，是正常反应，并用心感受自己的生理变化，我的胃、头、背、肩有何不良反应。第三，利用对比法，进行积极的自我心理暗示。告诉自己这是生活的一部分，谁也无法避免，很多人都会经历挫折和失败，甚至比我经历的更多、更难。第四，给自己的心理松绑。深切关怀自己，安慰自己。在没人时，给自己一个温暖的拥抱，并对自己说"好了，放松，平静！""没事，会过去的"。第五，学会修复心理，善待自己。

认真想一想，此时此刻，我要做什么才能让自己心里好受一点？如放纵一次自己（仅一次），吃点什么自己嗜好却于健康无益的食品；抽时间来一场大汗淋漓的运动；到商场买件心仪的衣服；请几天假，来一次说走就走的旅行；等等，以此补充心理能量，提升心理感受，恢复积极情绪。

（三）发掘并利用自身优势

《隐形的翅膀》是一首很励志的歌，其中有段歌词是"每一次，就算很受伤也不闪泪光，我知道，我一直有双隐形的翅膀，带我飞，飞过绝望"。事实上，我们每个人都有一双隐形的翅膀，只是有些人每天都在充分发挥它的功能，所以能展翅高飞；而有些人既不熟知它的存在，也没有对其充分利用，一生只能平庸度日。这双隐形的翅膀就是品格优势与美德，是成就自我的内在心理资源，也是帮助个人战胜挫折和失败、走出困境的隐形翅膀。

积极心理学家马丁·塞利格曼和克里斯托弗·彼德森（Christopher Peterson），通过对上下几千年世界各国历史文化进行研究后，归纳出不同国家、不同民族都赞赏的六大类、二十四小类品格优势与美德（见表6－1），六大类包括：智慧、仁爱、勇气、正直、节制、卓越。他们认为，每个人内在的品格优势与美德不是天生的，是可以通过后天培养的；品格优势与美德也不是自动产生的，需要有意识选择，凭借意志去努力培养才能形成。在生活中充分发挥品格优势与美德的作用，是增强个人自信心，战胜绝望，提高抗挫力的根本方法。

表6-1 品格优势与美德

六大类	二十四小类
1. 智慧	（1）好奇心、对世界的兴趣；（2）好学；（3）判断力、思想开放；（4）创造性；（5）社会智慧、情商；（6）洞察力
2. 勇气	（7）勇敢、勇气；　（8）毅力、勤劳；（9）正直、真诚、诚实；
3. 仁爱	（10）善良、慷慨；（11）爱与被爱的能力
4. 正直	（12）公民精神、责任、团队精神、忠诚（13）公平、公正（14）领导力
5. 节制	（15）自我控制（16）谨慎、小心（17）谦虚
6. 卓越	（18）对美和卓越的欣赏（19）感恩（20）希望、乐观（21）灵性、目标、信仰（22）宽恕、慈悲（23）幽默（24）热情、热衷

富兰克林·德拉诺·罗斯福（Franklin Delano Roose-velt）连续四次被选为总统，是美国历史上唯一连任超过两届、任期最长的总统，也是威望最高的总统之一。罗斯福从小热爱学习，勤于思考，成绩优异。受家庭氛围影响，他热衷于社会活动，立志从政。1920年38岁的罗斯福终于获得了民主党的副总统候选人提名，但却在竞选中失败。正值壮年、英俊帅气的罗斯福不仅仕途受挫，更大的打击还紧随其后。1921年，罗斯福带全家在坎波贝洛岛休假时，参与扑灭了一场森林火灾后，他跳进了冰冷的海水里，因此患上了脊髓灰质炎症，导致终身残疾，后半生只能坐在轮椅上行走。在挫折和打击面前，罗斯福并没有放弃他的人生追求，而是在逆境中不断成长，日益走向成

熟，凭着自己聪慧好学、亲和坚韧、远见洞察的品格优势与美德，坐着轮椅，重返政界。他于1928年当选为纽约州州长。1932年，他又在激烈的竞争中击败对手，脱颖而出，当选美国总统。他在担任总统期间，不仅推行新政，挽救了处于经济危机深渊中的美国，而且在第二次世界大战期间，力主美国参战，为最终取得世界反法西斯战争胜利增添了强大力量。在罗斯福的倡导下，国际反法西斯同盟正式成立，并决定在第二次世界大战后建立一个维持世界和平的组织——联合国。可见，他不仅为世界反法西斯战争的胜利做出了卓越贡献，也为后来建立世界和平新秩序奠定了基础。罗斯福的传记作家简·爱德华·史密斯（Jean Edward Smith）评价是：他把自己从轮椅上举起，把整个国家自屈服中解放。

优势调查表①

以下共24道题，每道题都有A、B两个小题，每小题有五个选项，请对其中最符合你的选项打√。

1. A："我对世界总是很好奇"这句话：

非常符合我5分　符合我4分　既没有符合也没有不符合3分　不符合我2分　非常不符合我1分

B："我很容易感到厌倦"这句话：

非常符合我1分　符合我2分　既没有符合也没有不符合

① ［美］马丁·塞利格曼著，赵昱鲲译：《持续的幸福》，浙江人民出版社2012年版，第225－240页。

3 分　不符合我 4 分　非常不符合我 5 分

2．A："每次学新东西我都很兴奋"这句话：

非常符合我 5 分　符合我 4 分　既没有符合也没有不符合
3 分　不符合我 2 分　非常不符合我 1 分

B："我从来不会特意去参观博物馆、图书馆或其他教育性
场所"这句话：

非常符合我 1 分　符合我 2 分　既没有符合也没有不符合
3 分　不符合我 4 分　非常不符合我 5 分

3．A："不管是什么问题，我都可以很理性地去思考它"
这句话：

非常符合我 5 分　符合我 4 分　既没有符合也没有不符合
3 分　不符合我 2 分　非常不符合我 1 分

B："我常常会很快做出决定"这句话：

非常符合我 1 分　符合我 2 分　既没有符合也没有不符合
3 分　不符合我 4 分　非常不符合我 5 分

4．A："我喜欢以不同的方式去做事情"这句话：

非常符合我 5 分　符合我 4 分　既没有符合也没有不符合
3 分　不符合我 2 分　非常不符合我 1 分

B："我的大多数朋友都比我有想象力"这句话：

非常符合我 1 分　符合我 2 分　既没有符合也没有不符合
3 分　不符合我 4 分　非常不符合我 5 分

5．A："不论遇到什么样的人群我都能轻松愉快地融入"
这句话：

非常符合我 5 分　符合我 4 分　既没有符合也没有不符合
3 分　不符合我 2 分　非常不符合我 1 分

B："我不太知道别人在想什么"这句话：

非常符合我1分　符合我2分　既没有符合也没有不符合
3分　不符合我4分　非常不符合我5分

6. A："我可以看到问题的整体大方向"这句话：

非常符合我5分　符合我4分　既没有符合也没有不符合
3分　不符合我2分　非常不符合我1分

B："很少有人来找我帮忙"这句话：

非常符合我1分　符合我2分　既没有符合也没有不符合
3分　不符合我4分　非常不符合我5分

7. A："我常常面对强烈的反对"这句话：

非常符合我5分　符合我4分　既没有符合也没有不符合
3分　不符合我2分　非常不符合我1分

B："痛苦和失望常常打倒我"这句话：

非常符合我1分　符合我2分　既没有符合也没有不符合
3分　不符合我4分　非常不符合我5分

8. A："我做事都有始有终"这句话：

非常符合我5分　符合我4分　既没有符合也没有不符合
3分　不符合我2分　非常不符合我1分

B："我做事时常会分心"这句话：

非常符合我1分　符合我2分　既没有符合也没有不符合
3分　不符合我4分　非常不符合我5分

9. A："我总是信守诺言"这句话：

非常符合我5分　符合我4分　既没有符合也没有不符合
3分　不符合我2分　非常不符合我1分

B："我的朋友从来没有说过我是个实在的人"这句话：

非常符合我1分　符合我2分　既没有符合也没有不符合
3分　不符合我4分　非常不符合我5分

10. A："上个月我曾主动帮别人的忙"这句话：

非常符合我5分　符合我4分　既没有符合也没有不符合3分　不符合我2分　非常不符合我1分

B："我对别人的好运不像对我自己的好运那样激动"这句话：

非常符合我1分　符合我2分　既没有符合也没有不符合3分　不符合我4分　非常不符合我5分

11. A："在我生活中，有很多人关心我的感觉和幸福，就像关心他们自己一样"这句话：

非常符合我5分　符合我4分　既没有符合也没有不符合3分　不符合我2分　非常不符合我1分

B："我不太习惯接受别人对我的爱"这句话：

非常符合我1分　符合我2分　既没有符合也没有不符合3分　不符合我4分　非常不符合我5分

12. A："为了集体我会尽最大努力"这句话：

非常符合我5分　符合我4分　既没有符合也没有不符合3分　不符合我2分　非常不符合我1分

B："我对牺牲自己的利益去维护集体利益很犹豫"这句话：

非常符合我1分　符合我2分　既没有符合也没有不符合3分　不符合我4分　非常不符合我5分

13. A："我对所有人一视同仁，不管他是谁"这句话：

非常符合我5分　符合我4分　既没有符合也没有不符合3分　不符合我2分　非常不符合我1分

B："如果我不喜欢这个人，我很难公正地对待他"这句话：

非常符合我 1 分　符合我 2 分　既没有符合也没有不符合 3 分　不符合我 4 分　非常不符合我 5 分

14. A："我可以让人们为了共同的目标而努力，而且不必反复催促"这句话：

非常符合我 5 分　符合我 4 分　既没有符合也没有不符合 3 分　不符合我 2 分　非常不符合我 1 分

B："我对计划集体活动不太在行"这句话：

非常符合我 1 分　符合我 2 分　既没有符合也没有不符合 3 分　不符合我 4 分　非常不符合我 5 分

15. A："我可以控制我的情绪"这句话：

非常符合我 5 分　符合我 4 分　既没有符合也没有不符合 3 分　不符合我 2 分　非常不符合我 1 分

B："我的许多计划总是虎头蛇尾，半途而废"这句话：

非常符合我 1 分　符合我 2 分　既没有符合也没有不符合 3 分　不符合我 4 分　非常不符合我 5 分

16. A："我尽量避免参与有身体危险的活动"这句话：

非常符合我 5 分　符合我 4 分　既没有符合也没有不符合 3 分　不符合我 2 分　非常不符合我 1 分

B："我有时交错了朋友或找错了恋爱对象"这句话：

非常符合我 1 分　符合我 2 分　既没有符合也没有不符合 3 分　不符合我 4 分　非常不符合我 5 分

17. A："当人们称赞我时，我常转移话题"这句话：

非常符合我 5 分　符合我 4 分　既没有符合也没有不符合 3 分　不符合我 2 分　非常不符合我 1 分

B："我常常谈论自己的成就"这句话：

非常符合我 1 分　符合我 2 分　既没有符合也没有不符合

3分　不符合我4分　非常不符合我5分

18．A："在过去的这个月，我曾被音乐、艺术、戏剧、电影、运动、科学或数学等领域的某一个方面感动"这句话：

非常符合我5分　符合我4分　既没有符合也没有不符合3分　不符合我2分　非常不符合我1分

B："我去年没有创造出任何美的东西"这句话：

非常符合我1分　符合我2分　既没有符合也没有不符合3分　不符合我4分　非常不符合我5分

19．A："即使别人帮我做了很小的事情，我也会说谢谢"这句话：

非常符合我5分　符合我4分　既没有符合也没有不符合3分　不符合我2分　非常不符合我1分

B："我很少停下来想想自己有多幸运"这句话：

非常符合我1分　符合我2分　既没有符合也没有不符合3分　不符合我4分　非常不符合我5分

20．A："我总是看到事情好的一面"这句话：

非常符合我5分　符合我4分　既没有符合也没有不符合3分　不符合我2分　非常不符合我1分

B："我很少对要做的事情有周详的计划"这句话：

非常符合我1分　符合我2分　既没有符合也没有不符合3分　不符合我4分　非常不符合我5分

21．A："我对生命有强烈的目标感"这句话：

非常符合我5分　符合我4分　既没有符合也没有不符合3分　不符合我2分　非常不符合我1分

B："我的生命没有目标"这句话：

非常符合我1分　符合我2分　既没有符合也没有不符合

3分　不符合我4分　非常不符合我5分

22. A："过去的事我都让它过去"这句话：

非常符合我5分　符合我4分　既没有符合也没有不符合

3分　不符合我2分　非常不符合我1分

B："有仇不报非君子，总要报了才甘心"这句话：

非常符合我1分　符合我2分　既没有符合也没有不符合

3分　不符合我4分　非常不符合我5分

23. A："我总是尽量将工作与玩耍融合在一起"这句话：

非常符合我5分　符合我4分　既没有符合也没有不符合

3分　不符合我2分　非常不符合我1分

B："我很少说好玩的事"这句话：

非常符合我1分　符合我2分　既没有符合也没有不符合

3分　不符合我4分　非常不符合我5分

24. A："我对每一件事都全力以赴"这句话：

非常符合我5分　符合我4分　既没有符合也没有不符合

3分　不符合我2分　非常不符合我1分

B："我老是拖拖拉拉"这句话：

非常符合我1分　符合我2分　既没有符合也没有不符合

3分　不符合我4分　非常不符合我5分

透视你的优势：将以上24道题的分数（A＋B的总分）填写在以下相应序号里。

一、智慧与知识

1. 好奇心，对世界的兴趣（　分）

2. 热爱学习（　分）

3. 判断力、判断性思维、思想开放（　分）

4. 创造力（　分）

5. 社会智慧、情商（　分）

6. 洞察力（　分）

二、勇气

7. 勇敢与勇气（　分）

8. 毅力、勤劳（　分）

9. 正直、真诚、诚实（　分）

三、仁爱

10. 善良与慷慨（　分）

11. 爱与被爱（　分）

四、正直

12. 公民精神、责任、团队精神、忠诚（　分）

13. 公平与公正（　分）

14. 领导力（　分）

五、节制

15. 自我控制（　分）

16. 谨慎、小心（　分）

17. 谦虚（　分）

六、卓越

18. 对美和卓越的欣赏（　分）

19. 感恩（　分）

20、希望、乐观（　分）

21. 灵性、目标、信仰（　分）

22. 宽恕、慈悲（　分）

23. 幽默（　分）

24. 热情、热衷（　分）

优势利用：得分为 9 分或 10 分的项目就是你的突出优势。发挥优势比弥补缺点更重要，你的优势能塑造真正的你，也会帮助你战胜挫折和失败。认真思考，你将在生活和工作中如何充分利用自己的优势，以实现自己的目标？在遇到困难和挫折时，想想如何利用优势走出困境？5 分以下的项目说明是你的短板，有些可以忽视，但有些弱项要想办法弥补。

（三）建立良好的人际关系

有些人为什么能经受住逆境考验，越挫越勇，而有些人却在困境中一蹶不振。为了弄清楚个体的抗挫力从何而来，社会学家格伦·埃尔德（Glen Elder）用了几十年的时间对同一批人进行长期跟踪研究，结果发现："不管是大人还是小孩，身处强固社会团体的支持及社会网络者通常经得起逆境的考验。"① 事实上，作为社会的人，每个人都不能孤立存在，尤其是在痛失亲人或经历磨难时，更需要与他人建立情感上的联结和获取心理上的支持，以安抚内心的痛苦，增加身心能量，增强克服困难的勇气。所以，良好的人际关系是个体能否经受住逆境考验的重要条件，也是储蓄抗挫力的重要途径。人际关系良好的人，情感资源丰富，心中关爱的人越多，内心就越柔软，责任感和使命感就越强，也更有勇气和力量面对挫折和失败。

领导的人生之路也不是一条独自行走的路，尤其是在困难和挫折面前，更需要积聚和利用身边的社会支持，让自己获得

① ［美］乔纳森·海特著，李静瑶译：《象与骑象人》，浙江人民出版社 2012 年版，第 165 页。

心灵的慰藉，减轻痛苦，激发动力，找到挫折的意义和价值，增加战胜挫折的信心和能量。肖恩·埃科尔说："我们与他人的关系比世界上一切事物都更重要……当我们遇到意想不到的挑战或威胁时，拯救自己的唯一方式就是紧紧抓住身边的人不要放手。"①

邓小平的人生起起落落，历经风雨，但他的夫人卓琳却一生与他相濡以沫。"日本首相中曾根康弘曾经问过邓小平，最痛苦的是什么？邓小平回答说，当然是'文化大革命'。"② 邓小平一生三起三落，而在"文化大革命"的10年里，就有两次在政治上被打倒，家人被迫害，但在他最痛苦的岁月里，卓琳始终伴其左右。卓琳被誉为"邓小平半个世纪的'拐杖'"，在"'天安门事件'后，邓小平和卓琳被秘密监护起来。在这血雨腥风的时刻，是她陪邓小平靠打扑克牌度过了黎明前的黑暗"③。还有邓小平的继母夏伯根也一直与邓小平夫妇共渡时艰，成为邓小平一家的精神支柱。在邓小平第二次被打倒，下放到江西劳动时，夏伯根也一同前往。到了江西，夏伯根不仅帮着做饭、收拾房间，还与邓小平夫妇一起养鸡种菜，在沉闷压抑的生活中自得其乐。当时邓小平对卓琳说："我们三个人一个都不能少，少了一个哪个都活不成。"④

---

① ［美］肖恩·埃科尔著，师冬平译：《快乐竞争力》，中国人民大学出版社2012年版，第162页。

② 团中央精神文明办编：《邓小平谈人生》，中国青年出版社1998年版，第173页。

③ 赤男：《卓琳：邓小平半个世纪的"拐杖"》，中国共产党新闻网2009年7月29日。

④ 艾新全：《邓小平和他舅舅的故事》，人民网2018年2月13日。

（四）善于利用挫折

人们常说"失败是成功之母"。但失败是痛苦的，没有人会满心欢喜地期待失败降临，失败也不会自动转化为成功。但确实有些人在经历失败和创伤后获得了积极成长，心态在其中起着重要作用。以积极的心态面对、接纳而不是逃避，专注问题的解决而不只是哀怨悔恨，是能否找到逆境成长之路的关键所在。挫折和失败不全都是坏事，其中隐含着前进之路，是个人成长最好的机会。一是可以利用挫折，更好地修炼自己，让自己心态更平和，更有耐性和肚量。如南非前总统曼德拉在经受狱卒的长期侮辱折磨中改掉了暴躁的性格，变得更加平和、宽容，更能从容面对前进道路上的一切困难。出狱后他不仅原谅了这些狱卒，还怀着感恩之心，邀请他们参加自己的总统就职典礼。他宽广的胸怀不仅赢得了世人的尊重，也赢得了人民的支持，有效提升了自己的人格魅力。二是可以利用挫折，进行深刻反思，找到解决问题的更好办法。如邓小平在"文化大革命"中两次被打倒，尤其是第二次，他被下放到江西新建县拖拉机修配厂劳动了三年零四个月。在此期间，邓小平没有了往日的繁忙，工作之余，可以安心看书学习，也有时间静下心来深入观察、思考关系党和国家发展的深层次、根本性的问题，如什么是社会主义，怎样建设社会主义这些重大理论和实践问题。通过思考，他进一步明晰了中国未来的发展之路。事实上，邓小平复出后，之所以能及时调整党和国家工作重心，是因为他在挫折中痛定思痛、深思熟虑，包括邓小平后来提出的一系列改革开放思想也是在此期间孕育成熟的。邓小平在回顾历史时也曾坦言："'文化大革命'中，我被打倒两次。……

这种经历并不都是坏事，使我有机会冷静地总结经验。……因为有了那段经历，我们才有可能提出现行的一系列政策，特别是提出怎样建设社会主义的问题。"① 从新建县拖拉机修配厂后门到陆军步兵学校（邓小平一家下放期间的住所）有一条约500米长的小道，是邓小平夫妇下放期间每天从住所到工厂的必经之路，后来人们亲切地称之为"小平小道"。邓小平夫人卓琳说："从小平小道延伸出去的，是一条通往国家富强、人民幸福的中国特色社会主义康庄大道。事实证明，小平小道是中国改革开放的策源地，这里是小平同志蛰伏等待之地、改革开放的思想孕育之地和行动起源之地。"② 可见，挫折不仅让领导精神上变得更加成熟、更有耐性，跌入低谷的领导更能看到深层次的问题以及解决之道，从而取得非凡的成就。

（五）增强使命感和责任感

尼采曾说过："知道为什么而活的人，便能生存。"一个人使命在身就不敢轻言放弃，责任重大就不敢退缩不前，无论跌入多深的低谷，遇到多大的困难都会咬牙坚持。心理学家维克多·弗兰克尔（Viktor E Frankl）在《活出生命的意义》一书中说："在纳粹集中营里，你会发现，那些知道自己的生命中还有某项使命有待完成的人最有可能活下来。"③ 纳粹集中营是

---

① 冷溶、汪作玲：《邓小平年谱 1957—1997》（下卷），中央文献出版社2004年版，第1158页。

② 朱虹：《小平小道：改革开放的策源地》，《江西日报》2018年9月28日第 B01 版。

③ ［美］维克多·弗兰克尔著，吕娜译：《活出生命的意义》，华夏出版社2010年版，第125页。

人间炼狱，被关进集中营的犹太人无时无刻不在经历噩梦，他们不仅失去了财产、自由、尊严，生命也随时会被剥夺，内心充满恐惧和绝望。只有心中还有某个目标必须完成的人，才能经受住这非人的折磨。在书中，维克多·弗兰克尔坦言，他之所以能战胜集中营严酷的处境，最终走出纳粹集中营，关键是心中还有一个坚不可摧的目标——活着出来重写他独创的《意义疗法》一书（他在被抓时纳粹销毁了他已完成的手稿），以拯救无数受战争创伤的心灵。在困难和挫折面前，心怀责任感和使命感的人更专注于目标，顾不上自己的屈辱、危险，也更能忍受伤痛，变得无所畏惧，勇往直前。所以，增强使命感和责任感，是领导增加心理能量，提高抗挫力的根本。

邓小平在第三次复出时曾说过："出来工作，可以有两种态度，一个是做官，一个是做点工作。我想，谁叫你当共产党人呢，既然当了，就不能够做官，不能够有私心杂念，不能够有别的选择，应该老老实实地履行党员的责任。"[①] 即使当时他已是 73 岁高龄的老人，为了使 13 亿人口的东方大国告别贫穷落后，人民生活幸福，他还是毅然挑起党和国家发展重任。他在 1978 年的北方谈话中说："我们太穷了，太落后了，老实说对不起我们的人民……我们现在必须发展生产力，改善人民的生活条件。"[②] 正是怀着对党、对人民强烈的使命感和责任感，在打倒"四人帮"后，党内外依然被"左"的思想束缚的情形下，邓小平冒着再次被打倒的巨大政治风险，以大无畏的勇

---

① 团中央精神文明办编：《邓小平谈人生》，中国青年出版社 1998 年版，第 172 页。

② 《邓小平百周年纪念：全国邓小平生平与思想研讨会论文集》（下），中央文献出版社 2005 年版，第 1940 页。

气，坚决反对"两个凡是"的错误，支持开展真理标准大讨论，提出"发展是硬道理"①"社会主义的根本任务是解放生产力，提高人民生活水平"② 等思想，推进改革开放，推动中国社会发生根本性变革，从而使人民生活发生翻天覆地的变化。进入新时代，以习近平同志为核心的党中央，把人民对美好生活的向往、实现中华民族伟大复兴作为自己的奋斗目标，以"为人民服务，担当起该担当的责任"③ 为执政理念，自觉履行职责使命，自觉担当历史重任，以巨大的勇气，坚决"打虎拍蝇"，推动精准脱贫，全面深化改革，聚力创新发展，推动中国特色社会主义事业进入新时代，使中华民族伟大复兴迎来了光明的前景。

---

① 中共中央党校教务部：《〈邓小平文选〉（第二卷）辅导教材》，人民出版社 1994 年版，第 68 页。

② 《邓小平文选》（第三卷），人民出版社 1993 年版，第 137 页。

③ 中共中央文献研究室、中央党的群众路线教育实践活动领导小组办公室：《习近平关于党的群众路线教育活动论述摘编》，中央文献出版社 2014 年版，第 41 页。

第七章

增强领导积极心理能量，
改写人生轨迹

古希腊哲学家亚里士多德认为，"幸福"不单是指快乐，还指"繁盛"。与树木一样，人生命的"繁盛"，也是由根决定。领导越深入内心寻找力量源泉，丰富和完善自己的内心世界，不断增强积极心理能量，就越能突破心理束缚，向上伸展，实现自我超越。

一、培育心灵英雄，实现自我超越

（一）培养积极的大脑

人之所以在漫长的历史长河中能超越各种生物，成为万物之灵，就是因为大脑基因的突变，进化成与众不同的神奇大脑。每个人的大脑都潜藏着取之不尽的富饶金矿，只是有些人不懂或不会开发而已。

人的大脑是外在信息的选择中心、储存中心、加工中心，也是人行动的指挥中心。人群中之所以千人千面，在同样的环境下生活、工作，有些人每天开开心心，有些人却整天愁眉苦脸；有些人在充满挑战和压力的环境下表现更优秀，有些人却放弃或退缩。究其原因，主要是每个人的大脑对外在信息的选择、储存、加工方式不同，形成了不同的想法或思想，从而产生不同的行为和表现。

人的每一个思想，都是真实的存在，是引领个体走向繁荣或衰退或平庸的力量。朗达·拜恩（Rhonda Byme）在《秘密》一书中指出："宇宙中最有力量的法则就是'吸引力法则'。这个法则决定你生活中的每分每秒，以及生活中经历的每一件事。不论你是谁，或是身在何处，吸引力法则都在塑造你的整个生命经验，而这个无上法则，正是通过你的思想来运作。让吸引力法则起作用的，就是你——借由你的思想。"①

思想决定行动，行动决定未来。领导头脑中的想法或思想，是对现实问题的反思，也是对未来发展的规划和憧憬。恰恰就是这种对现实的不满及对未来的追求，是驱动领导努力拼搏的内在动力，也是促进经济社会发展、提升自我的真实力量。

所以，领导需要不断重塑大脑，形成正确的思想。一是学会积极暗示，逃脱消极的思想。当任务艰巨时，暗示自己"没事，会有办法的"，而不是"我不行"。二是减少消极自我对话，形成积极的想法。如遇到挫折时，不说"太糟糕了，这下完了"，而是告诉自己"这对我来说是一个挑战，我会尽我所能"。三是养成良好的习惯，摒弃不良的生活方式。如有规律的作息、劳逸结合等，让大脑皮层建立起固定的神经连接，形成"动力定型"。

领导培育积极的大脑，改变思想，可以通过提升情绪感受、增强记忆力和注意力、改善人际关系、调整睡眠习惯等，让身心处于最佳状况；可以既正视负面，也能看到正面，增强大脑的灵活性，提高环境适应能力；更好地集聚心理正能量，在挫折中奋起，在困难面前找到突破的力量。

在第一次国内革命战争失败后，面对蒋介石、汪精卫

---

① ［澳］朗达·拜恩著，谢明宪译：《秘密》，中国城市出版社2008年版，第14－15页。

的大肆屠杀，毛泽东、朱德、周恩来等老一辈革命家，并没有被吓倒，而是运用积极的大脑和人民是历史创造者的思想，在奋起反抗中看到革命最可靠的力量——农民阶级，并从此找到了一条农村包围城市、武装夺取政权的正确道路。

（二）打开心灵宝藏

人好似很无奈，无法选择自己的出身、选择自己的身高长相，有时也无法选择自己的工作环境、自己的上级或者下属，好像被困在生活的网中，无法改变现状。其实不然，人在任何条件下，都可以自由地选择心态，而心态决定命运。

阿基米德说："给我一个支点，我将撬动整个地球。"而人生的支点就是心态。心态决定潜能发挥的程度。保持积极的心态，才能冷静思考，找到解决问题的办法；有积极的心态，才能增强自我效能感，看到希望，做任何事情都会热情洋溢，从而撬动自己勇往直前。而消极的心态，会把自己拖入看不见光亮的黑洞，泯灭希望，抑郁成疾。

美国石油大王洛克菲勒（John Davison Rockefeller）告诫自己的儿子："如果你视工作为一种义务，人生就是地狱，如果你视工作为一种乐趣，人生就是天堂。

领导成长动力的强弱、成长进步的快慢，有外在条件的影响，但更多取决于人的心态。即使最微小的一件事，不同的人都会抱以不同的心态。例如，同样的办公室，有些领导认为它是狭窄的、不自在的，是束缚自由的场所，在其中工作如同在监牢一般，只是缺少有形的铁栏杆而已。而有的领导把办公室看成自在、自主的空间，是成就自我的平台。这两种不同的心态必然会影响工作中状态、热情和投入度。而持有哪种心态的领导表现会更好、效率会更高是不言而喻的。

美国斯坦福大学心理学家卡罗尔·德韦克（Carol S. Dweck）长期研究是什么原因让有些人在失败面前锲而不舍，坚持不懈，而有些人却每遇到困难就会放弃、退缩，她得出的结论是："心态"对个人成长的影响。她认为，人的心态有两种：固定心态和成长心态。

怀着"固定心态"的领导，相信自己的智力和才能是与生俱来的、固定的、无法改变的。遇到困难时，认定是自己能力限制，无法超越，缺乏持之以恒的学习态度，容易选择退缩放弃；遇到挫折时，自信心不足，缺乏向上攀登的勇气和刻苦钻研、锲而不舍的精神，容易焦虑沮丧；工作任务繁重时，认为是上级对自己不公，心怀怨气；当领导批评时，认为是领导故意刁难，消极对抗。

而怀着"成长心态"的人，相信自己的才智是可塑的，有延展性的，通过努力可以不断提高自己的能力。遇到困难时，成长心态的人会认为是自己学习不够，从而加倍努力，在克服困难中不断进步；遇到新事物时，成长心态的人更愿意了解、尝试和感受，而不是评判、排斥、打压，甚至消灭；面对繁重工作时，成长心态的人认为是对自己能力的考验，会全力以赴应对；领导批评时，成长心态的人认为是领导对自己要求高，并以此为动力，努力提高自己。

可见，心态决定为官的状态。改变心态，打开心灵，换个角度看世界，接纳与自己头脑中的知识、经验和以往的做法不同的东西，才能看到更精彩的世界，获得最好的感受，遇见更好的自己。

今天，要实现创新发展，领导更要树立成长的心态，以开放的心胸应对日新月异的外在世界，接受新事物，拥抱新思想，学习新技术，包容与自己的观念、想法、言行不一样的人。改变心态，营造兼容并包的宽松环境，催生新思想、新事物和新技术，做引领时代潮流的先行者。

（三）增加心理正能量

量子力学认为，世界上的万事万物都是由正能量和负能量构成的，人的能量场也可分为正能量和负能量两种。一个人以什么样的生命形式存在，正能量还是负能量，选择权完全在自己。

人的大脑如同自动导航系统，会不自觉地搜寻心里想看到的东西，并吸取与之相匹配的能量。积极的大脑会自动选择积极的信息，使自己总能看到他人善良的举动，记住别人的关怀，感受到世间的美好，让心灵充满正能量；消极的大脑却总是寻找消极的信息，看到的都是坏人坏事，感受到的都是人间的冷酷和不如意，满身心的负能量，从而悲观厌世、放弃努力。

有一个著名的心理学实验叫"看不见的大猩猩"。心理学家要求志愿者观看篮球队员传球的录像。录像中有两组队员，每组各3名，正在传球，一组穿白色运动服，一组穿黑色运动服。要求志愿者必须从头到尾数清楚穿白色运动服的球员共传了多少次球。在队员传球过程中，曾有一只黑色大猩猩从屏幕左边走到右边，持续约5秒钟左右。录像放完时，有将近一半的志愿者没看到大猩猩，更多的人没有发现最后穿黑色运动服的队员只剩下了两个人，途中有一名退出了传球。而且，结果屡试不爽。

这一实验，证实了心理学上讲的"无意视盲"现象，人看到的往往是自己想看的，如果不注意，即使近在眼前，我们也是看不到的。而世界上的万事万物既没有绝对的好，也没有绝对的坏，既没有完美无缺的人，也没有一无是处的人。正如英国作家查尔斯·狄更斯（Charles John Huffam Dickens）在《双城记》所说："这是一个最好的时代，也是一个最坏的时代。"关键是我们更关注正面还是负面。

毋容置疑，领导在增强忧患意识的同时，更应该以正能量的生命形式存在。拥有正能量，方能传播正能量，才能引领社会积极向上；在困境中看到未来的希望，找到突破口，促进社会进步；看到人民的力量，相信人民，依靠人民去创造伟业；感恩乐群，总能看到他人身上的优点，肯定和赞赏他人，减少抱怨和指责，建立良好的关系；找到人生的目标和生活的乐趣，健康幸福。

可见，领导要不断增加心理正能量，才能感受和体会生命中的美好，增加积极有效行为，改写人生轨迹。

如何积聚心理正能量？一是心怀感恩，常常写感恩日记。回想一下，在自己的人生旅途中有哪些人需要感恩，写下他们的名字和感恩的事由。二是做"三件好事"练习。每天通过回想、与家人分享或写日记的形式，做三件好事（你为别人做的好事、你看到别人做的好事和别人为你做的好事都可以）练习。让自己的大脑形成自动搜寻正能量事件的习惯，以改善心理模式，增强心理正能量。

（四）追求生命意义

焦虑是现代社会的底色，是多数人存在的正常状态。欧文·D. 亚隆（Irvin D. Yalom）在《存在主义心理治疗》一书中指出："人的一生都要面对四种主要焦虑：死亡焦虑、自由焦虑、独孤焦虑、无意义感焦虑。"[①]

在笔者看来，很多动物都有死亡焦虑。如杀鸡、杀猪时总能听到它们声嘶力竭的惨叫，这应该是对死亡的恐惧和焦虑。狗整天被绳子拴着，也会狂叫不安，一出门总会不顾一切跑去找狗伴。说明动物也有自由焦虑和孤独的焦虑。但动物却没有意义焦虑，至少目前还没有充分证据能够证明这一点。无意义感焦虑是人独有的，换句话说，人的生命必须有意义，否则，人的心理就会空虚，就会焦虑。

美国心理学家、"意义疗法"的创始人维克多·弗兰克尔认为："人类对生命意义的追求是其主要的动机。"[②] 对生命意义的追求，是人类行为的最大动力。而生命的意义是什么？是一个长期困扰人类生存和发展的哲学命题，也是影响人的心理感受和行为选择的心理学问题。

人的存在是偶然，死亡才是必然，无论谁都难免一死，死即意味着万事皆空。从这个角度看，人生的确没有意义。

著名作家毕淑敏在一所大学演讲时，被问及生命的意义是什么？她说："人生是没有任何意义的，但我们每个人要为自

---

① ［美］欧文·D. 亚隆著，黄峥等译：《存在主义心理治疗》，商务印书馆 2015 年版，第 43 页。

② ［美］维克多. 弗兰克尔著，吕娜译：《活出生命的意义》，华夏出版社 2010 年版，第 118 页。

己确立一个意义。"①

如何给人生确立一个意义？这个问题很难回答，因为每个人对人生的理解和追求是不一样的。《北大哲学课》一书可以给我们一些思考的线索："给人生一个鲜明的意义，这个意义，要经得起时间的考验，随着时间的流逝，你不会为之感到后悔；这个意义，能赶走生命的颓废和空虚，带来愉悦和惊喜；这个意义永远璀璨，不会变质，值得为之舍弃很多东西。"②

由此可见，尽管人生的意义没有明确的答案，但可以肯定的是，人生的意义应该与财富、权力无关，是一种精神追求。

遗憾的是，世上绝大多数人，包括很多领导都没有为自己确立一个经得起时间考验的、不会变质的人生意义，有些人错把有钱、有权、有闲、有地位作为人生的意义，难以避免会出现各种行为上的偏差，甚至走上犯罪的道路。

南非前总统曼德拉说过："生命的意义不仅是活着，而是我们给别人的生命带来了何种不同。这决定了我们人生的意义。"他用自己不屈的一生诠释了什么是高尚的人生意义。正因为曼德拉把"给别人的生命带来了何种不同"作为生命的追求，才有勇气克服常人难以想象的艰难和困苦，成为真正的勇者，为了肩上的责任、心中的使命，明知不可为而为之，最终消除种族隔离，让南非人民的生活有所改善，生命有所不同。

哲学家尼采也说："如果人生没有意义，我就给人生一个意义，用自己的双手去创造一个有意义的人生。"

领导只有摆脱"小我"的羁绊，把自己的人生与党和人民

---

① 贾丹丹：《北大哲学课》，中国华侨出版社 2013 年版，第 23 页。
② 贾丹丹：《北大哲学课》，中国华侨出版社 2013 年版，第 24 页。

的需要紧紧地联系在一起，才能为自己的人生确立一个经得住时间考验的意义，摆脱精神懈怠和内心空虚，增强工作的内在动力，用自己的智慧和双手在推动发展和服务人民的辛勤工作中，以有限的生命演绎无限的精彩人生。

二、与"心"同行，拥抱幸福

古往今来，幸福一直是人类的终极追求。亚里士多德认为，所有的人类活动都是为了获得幸福。

现实生活中，每个人对幸福的理解也各不相同。有人认为，幸福不是你房子有多大，而是你房子里的笑声有多甜；幸福不是你听过多少甜言蜜语，而是你伤心落泪时有人对你说"没事，有我在"；幸福不是你存了多少钱，而是天天身心自由，不停地做自己喜欢的事；幸福不是你地位有多高，而是无论走到哪里，人们都说"你是个好人"。

可见，幸福不是单纯的主观感受良好，也不仅是应有尽有的外在物质条件，而是多要素的集合。

马克思主义的幸福观主张："劳动与创造是幸福的源泉，物质与精神的统一是幸福的精髓，体会和感悟是幸福的表征，个人与社会的有机结合是幸福的重要保证。"①

积极心理学之父马丁·塞利格曼（Martin E. P. Seligman）从心理学的角度，探索如何获得"真实的幸福"和"持续的幸

---

① 陈国锋：《论马克思主义的幸福观及其中国化进程》，《高校理论战线》2011 年第 12 期，第 57 - 58 页。

福"，提出了积极心理学的理论框架，即1（品格优势与美德）+5（积极正面的情绪；全身心投入的事业；良好的人际关系；有意义和有目的的生活；通过努力取得成就）的幸福大厦。

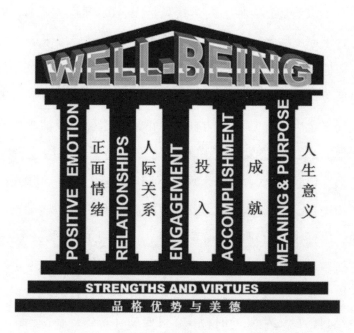

图7－1　积极心理学的理论框架——幸福大厦

可见，幸福不仅是物质的充裕、精神的满足，更是心灵的充实、生命的绽放。作为领导，怎样才能实现自我超越之势，收获充实而蓬勃的人生？

（一）自强不息，蓬勃向上

"天行健，君子当自强不息"是中华民族生生不息、源远流长的精神支柱和力量源泉。自强不息的精神，无论是对个人的成长、对国家的发展，还是对一个民族的兴盛都至关重要。

人们常说，心有多大，舞台就有多宽，信念有多坚定，路就有多长。只要自强不息，不丢掉上进心，不停止奋斗，就有无限可能。拿破仑（Napoleone Buonaparte）说，"不可能"只有在愚人的字典里找得到。

稻盛和夫是日本著名企业家，是日本企业界的传奇。稻盛和夫从小家境贫寒，他上的学校只是无名的三流学校，23 岁毕业时，求职屡屡受挫，吃尽苦头，也曾产生过破罐子破摔的念头。但他即时修正了自己的想法：抱怨和哀叹不会让自己的人生有所好转。从此他告诫自己：要积极开朗、坚持不懈地努力，竭尽全力做好必须做的事情。正是在这种积极信念的支撑下，他的人生之路发生了逆转。他曾创办了京都陶瓷株式会社、第二电信（原名 DDI，现名 KDDI）两个世界 500 强的企业。2010 年 2 月 1 日，为了阻止日本航空倒闭，稻盛和夫临危受命，出任破产重建的日航董事长，他仅用了 424 天时间，让日本航空起死回生，重塑了一个利润世界第一、准点率世界第一、服务水平世界第一的航空企业，成为拯救日航的恺撒。他在总结自己的人生经验时说："只要满怀希望，坚持不懈地努力，人生之路一定光明。"

习近平总书记说："幸福都是奋斗出来的，奋斗本身就是一种幸福。"[①] 作为领导，应当效法天地，无论世事如何变迁，都应该保持自强不息的精神状态，不断努力奋斗。

1. 要坚持学习

领导要把学习当成生活的方式和习惯，每天挤出时间坚持学习，就会不断进步。微信朋友圈里曾出现这样一个励志公

---

① 习近平：《在北京大学师生座谈会上的讲话》，人民出版社 2018 年版，第 12 页。

式：1 的 365 次方 =1，1.01 的 365 次方 =37.8。意思是每天学习进步 0.01，一年就能进步 37.8%；如果每天不学习，一年下来，就还在原地踏步。现实生活中，这两类人都不少见。

学习是日积月累的过程。如果领导每天花 10 分钟读 10 页书，一年就能读完 15 ~ 20 本书，5 年、10 年之后，与不读书的人相比，你思想的活跃程度、看问题的角度、解决问题的思路，包括说话的条理性、写作能力，甚至你的心胸、眼界和格局都会大不一样。

2. 全身心投入手头的事情

我们都有这样的经历，做自己喜欢的事情时，往往能进入全身心投入的忘我状态，对时间的知觉也会发生改变，感觉时间过得特别快，情绪兴奋而愉悦，做事的效率也很高。这就是积极心理学上说的"心流"或"福流"感受，是人生最佳的巅峰状态。领导怎样才能在工作中体验人生的巅峰状态？

法国女作家玛格丽特·杜拉斯（Marguerite Duras）说过："我的快乐之道并不仅仅在于做自己喜欢的事情，更在于喜欢做自己不得不做的事情。"

无独有偶，英国哲学家维特根斯坦（Ludwig Wittgenstein）也曾说："我有一种独特的能力——在我必须做的任何事情中找到乐趣"

赋予工作以意义。如认真想一想，做一个好领导，努力工作，对家人有什么意义？除了养家糊口外，还会给家人带来安全感、自豪感，让家人看到希望，给孩子做勤奋工作的榜样等精神意义。认真想一想，努力工作，提高领导水平对下属有何意义？对组织有何意义？对地方发展有何意义？对改善人民生活有何意义？对党和国家事业发展有何意义？如果领导把这些问题想透了、想明白了，就能去除心中的私心杂念，看到自己工作的价值和意义，用良知对待工作，不由自主地爱上自己的工作，在工作中找到乐趣，让激情与理想共舞。这样，领导就能启动自己潜意识的能量，超越自我的限定，达到人生的最佳状态。

3. 培养内在动机

哈佛大学心理学家罗伯特·怀特（Robert White）通过大量研究认为，人类包括许多动物都有享受过程的需要和冲动，如玩耍。人的内心更有与环境互动，进而掌控和改变环境，提高自己适应能力的内在动机，即在改造客观对象的实践中改造自己的本能。积极心理学研究表明，很多人都能在工作中找到心理满足（包括做家务、抚养孩子）。工作不仅让人拿到报酬，改善生活；工作能实现自己的价值，在工作中体会成就感；工作还能提高自己的各种能力，感受成长进步的快乐。马斯洛的需要层次理论中，高层次的需要如归属需要、尊重需要和自我实现需要的满足都是通过工作实现的。"人跟人之间彼此互惠，是一种深埋在我们心中的本能，也是群体生活的基本往来之道。"① 如果没有工作，就无力惠及他人，与他人关系只能来而无往，时间长了必然被疏离，在孤独中终老，归属需要就难以满足。归属需要的满足尚且如此，个人尊重需要和自我实现需要的满足，更是用自己辛勤劳动的成果，在满足他人的需要中得以实现的。稻盛和夫曾经说过：认真对待工作的人，才能获得别人的尊重。领导要珍爱自己的工作，敬畏自己的岗位，在

---

① ［美］乔纳森·海特著，李静瑶译：《象与骑象人》，浙江人民出版社2012 年版，第 57 页。

为民服务中实现自己的人生理想。

（二）目标明确，满怀希望

有目标，就有希望。美国著名成功学家拿破仑·希尔用了20多年时间，专门研究世界各国最有影响的成功士人，并从他们身上总结出"成功人生的十七条黄金法则"，其中，"明确的目标"是排列第二位的重要黄金法则。

目标和希望是生命旅途中永远的路标。有路标脚下就有方向，心中也会有力量。

哈佛大学专家于1953年以一批在校学生为样本，进行著名的"目标威力"实验，调查的主题为：你的人生目标如何？结果有四种。第一类：没有人生目标，占调查总人数的27%；第二类：有目标，但目标模糊，占60%；第三类：有短期目标，而且短期目标清晰，占10%；第四类：有长期目标，且长期目标清晰，占3%。

25年后，哈佛大学再次对这批学生进行跟踪调查，结果让人惊诧：3%有清晰而且长远目标的人，一直朝着同一个方向努力，成为社会各界的顶尖成功人士；10%有清晰但比较短期的目标的人，成为行业专业人士，有很好的工作，比如医生、律师、公司高级管理人员等；60%目标模糊的人，生活在社会的中层或下层；27%没有目标的人，生活在社会底层，生活十分不如意，不断抱怨社会和他人，经常失业，家庭也不是很幸福。

人没有目标，就没有方向，也没有动力。对自己就会没有要求，得过且过混日子。自然与慵懒为伍，与懈怠相伴。长此以往，必然堕入平庸之列，在抱怨和悔恨中了却一生。

苏格兰登山家威廉姆·H. 默里（William H. Murray），在《苏格兰人的喜马拉雅探险》中写道："一个人在下决心之前容易犯犹豫不决的毛病，容易退缩，效率降低。但重要的是，当你真正决定兑现承诺的时候，命运也会开始帮助你。如果不清楚这一点，再好的想法与计划也将付诸东流。当开始为自己的承诺付诸行动时，人们会发现，他们的运气变得出奇的好。"①这就是"越努力，越幸运"的人生哲理。

心中有目标，才有勇气和力量，也才能看到美好的未来。领导心中明确的目标，往往是发展规划，是未来的蓝图，也是对人民的庄严承诺，更是克服困难的勇气。领导下定决心去兑现承诺时，就有了努力的意愿和实现目标的自信。当集中注意力去为实现目标而努力时，就能找到实现目标的路径和方法。所以，领导心中的目标，就是奋斗拼搏的力量，是艰难困苦中不屈的信念。

现代领导要善于设置组织的共同目标，描绘共同愿景，才能集中力量、形成合力、驱动组织高绩效。

歌德说过："无论你能做什么，或是你想做什么，行动吧！勇气本身就包含了智慧、奇迹和力量。"

（三）情绪积极、乐观豁达

作为领导，是先有成功才有快乐，还是先有快乐就有可能成功？这好似是一个先有鸡还是先有蛋的问题。但更多人会倾向前者，因为人们相信"天将降大任于斯人也，必先苦其心

---

① ［美］泰勒·本－沙哈尔著，汪冰、刘骏杰译：《幸福的方法》，中信出版社 2013 年版，第 64 页。

志，劳其筋骨，饿其体肤，空乏其身"。所以，很多人坚定地认为，没有成功哪来快乐，要成功必先经历痛苦的煎熬。

美国北卡罗来纳大学教授芭芭拉·弗雷德里克森（Barbara Frednickson）通过长期研究，用有力证据推翻了人们在二者关系上的错误认知，把长期以来普遍弄颠倒了的关系重新予以修正。她认为，情绪积极，乐观豁达，不仅让我们感觉良好，身体健康，更重要的是能改变我们的思维，让我们更富创造性，心智更灵活，在逆境中看到希望，找到突破口，从而改变我们的未来。所以，有积极情绪（快乐）的人更容易取得成功。可喜的是，每个人都可以通过努力来提高积极情绪。

芭芭拉·弗雷德里克森在《积极情绪的力量》一书中指出："每个人都拥有重塑幸福生活的活跃因素……你不断地栽跟头，在错误的地方寻找所需的东西——总是在自身之外寻找，从金钱和它所能购买的一切之中寻找——最终一无所获。这个活跃的因素就是由衷的积极情绪。"她认为，能让我们生机勃勃的积极情绪主要包括：喜悦、感激、宁静、兴趣、希望、自豪、逗趣、激励、敬佩和爱等10种。

作为领导，任何时候都要保持积极、豁达的情绪状态，以扩展思维的创造性。越是艰难的时刻，越需要改变思考的方法，行为的方式，在别人看不到的地方看到更多的可能性，在别人认为无路可走的时候找到出口。

> 遵义会议后，是红军长征途中最艰难的时刻，毛泽东作《忆秦娥·娄山关》中"雄关漫道真如铁，而今迈步从头越"；毛泽东写于长征即将结束时的《七律·长征》中"红军不怕远征难，万水千山只等闲。……更喜岷山千里

雪，三军过后尽开颜"这些诗句，充分体现了毛泽东在艰难困苦中依然心胸豁达，时刻保持大无畏的革命乐观主义精神。万里长征之所以取得胜利，正是在毛泽东等卓越领导人的这种乐观豁达精神的感召下，谱写的一曲英雄交响诗。

心理学家曾把外科医生分为两组，任务是解决同样的病例。其中一组对医生的情绪进行积极诱导——给每人一袋糖果，另一组不进行诱导（没有糖果）。结果：得到糖果的一组医生更擅于整合病例信息，想法更灵活，不固执，诊断的正确性更大，效率也更高。

其他研究表明，管理者在积极情绪状态下所做的决策更科学、也更周全，常常能为组织规划更好的发展前景；处理人际关系的能力更强，并能让所带的工作团队充满积极活跃的良好气氛。心理学家还通过实验研究发现，积极豁达的领导者，由于带着合作与友好的心态，在进行复杂的谈判时，更容易找到双赢的办法，让谈判成功。

认知科学家认为，消极情绪会破坏"工作记忆"的心理能力，破坏注意力的集中。处于焦虑、愤怒、抑郁等消极情绪状态的人无法接收或处理信息，所以，思考问题的能力也会下降。丹尼尔·戈特曼在《情商》一书中指出："情绪智力是一种处于主导地位的潜能，它可以阻碍、也可以促进其他所有能力的发挥，从而决定了我们的人生表现。"[①] "如果人能保持好

① ［美］丹尼尔·戈尔曼著，杨春晓译：《情商》，中信出版社 2010 年版，第 121–122 页。

心情，个体灵活思考、处理复杂问题的能力就会增强，无论是智力方面还是人际交往方面的问题，都会更容易找到解决方法。"①可见，保持好心情，才能充分激活领导的内在潜能，增强创新创造能力，提升领导的亲和力，从而有效调动下属的工作积极性，提高组织绩效。

（四）意志坚定、不骄不馁

一直以来，心理学家都在研究如何筛选天才（如智商测试），天才是怎样形成的，如何培养天才这类问题。

20世纪90年代，心理学家K. 安德斯·埃里克森（K. Anders Ericsson）等在德国柏林顶级音乐学院做了一个实验：他们把拉小提琴的学生按特别优秀\比较优秀和一般水平三个级别，分成三个组。分组完成后，对三个组的学生问同一个问题，即从拿起小提琴开始，你练习过多少个小时？得出的结果是：几乎每个学生都是从5岁开始练习小提琴；特别优秀的学生练习的时间几乎都达到1万个小时，比较优秀的学生练习了将近8000个小时，而一般水平的学生练习的时间则为4000个小时。

这就是"一万小时理论"的由来。心理学家通过无数实验研究证明，天才不是天生的，天才只是利用自己较好的禀赋，加上过人的刻苦、勤奋而练就的。事实证明，要成为某个单位

① ［美］丹尼尔·戈尔曼著，杨春晓译：《情商》，中信出版社2010年版，第127页。

的优秀人才，需要一万小时坚持不懈的努力。要成为全国某个行业的顶尖人才，需要 10 万小时的努力。而要成为世界顶级人才，更需要超过 10 万小时以上持之以恒的刻苦钻研。

"咬定青山不放松，立根原在破岩中。千磨万击还坚劲，任尔东西南北风。"清代诗人郑板桥（郑燮）的这首诗正是对顶级优秀人才顽强而又执着品质的最好写照。

个人的成功如此，组织的发展同样需要目标明确、意志坚定、不骄不馁的团队精神。

早在 1945 年，党的七届二中全会上，毛泽东主席就告诫全党，尤其是领导，在革命取得胜利，夺取政权后，"要继续保持谦虚、谨慎、不骄、不躁的作风，继续保持艰苦奋斗的作风"①，即著名的"两个务必"。因为取得全国胜利，实现民族独立、人民解放，只是万里长征走完了第一步。实现国家富强、民族振兴、人民幸福的路还更长，任务更艰巨。所以，既要长远谋划，又要量力而行，不骄不躁，积极稳妥推进各项工作。

新时代，领导要"把雷厉风行和久久为功有机结合，勇于攻坚克难，以钉钉子精神做实做细各项工作"②，不怕付出心血和汗水，在困难和挫折面前不轻言放弃，意志坚定、满怀信心地迎接各种挑战。无论遇到怎样的困难，都矢志不渝。无论面对多少诱惑，都初心不改。无论有多强大的竞争对手，都绝不退缩，咬定目标不放松。

---

① 《毛泽东著作选读》（上册），人民出版社 1986 年版，第 8 页。

② 习近平：《决胜全面建成小康社会　夺取新时代中国特色社会主义伟大胜利——在中国共产党第十九次全国代表大会上的报告》，人民出版社 2017 年版，第 68 页。

与此同时，领导更要保持一颗平常心，提高人生境界，胜不骄、败不馁。对待责任，敢于承担，生死不惧；对待得失，淡定从容，不以物喜，不以己悲；对待成败，波澜不惊，不骄不躁，收放自如。在追求成功的路上从来没有谁能一帆风顺，总会有得失与沉浮、高峰与低谷。实现中华民族伟大复兴的事业也不是一天两天可以干成的，需要一代接着一代干。越是急躁冒进，太看重结果，越容易出问题，欲速则不达。注重当下，重视过程，把每一件事做细做实，厚基强根，才能行稳致远。

（五）感恩乐群、乐享幸福

包括人在内的群居动物，都有一种互惠的本能。比如猴子、大猩猩等动物，常常会花大量时间，给同伴梳理毛发，由此而建立起与同伴的亲密关系。但除了人类之外，所有的群居动物，"其共同特征就是：以基因为导向，为了家庭的生存愿意牺牲自我"[①]，而人却可以超越血缘纽带的范围，与陌生人合作共赢。这是因为，大量的脑科学研究证明，人类在漫长的进化过程中，随着大脑的不断发育，产生了一个重要的神经细胞，即镜像神经元。这些神经元能帮助人们学会观察和模仿他人的行为，理解别人的行为或感受。正是这一神经元的积极进化，才使我们的原始祖先真正超越动物的本能，拥有了独特的灵性——人性，即仁爱之心、感恩之心、同理之心、互惠之情。

---

① ［美］乔纳森·海特著，李静瑶译：《象与骑象人》，浙江人民出版社2012 年版，第 58 页。

心理学家罗伯特·西奥迪尼（Robert B. Cialdirli）通过实验，即随机给陌生人寄圣诞卡，以此研究收卡人的心理和行为反应。结果大多数的收卡人，都能回寄圣诞贺卡给他。由此证明了人的互惠本能。

作为领导不仅要懂得人的互惠本性，更要掌握互惠之道，才能乐享幸福。

1. 心怀感恩

积极心理学的创始人马丁·塞利格曼（Martin E. P. Seligman）和克里斯托弗·彼德森长期研究人的幸福程度和性格优势，发现乐观、热情、感恩与人的幸福相关性最大。"2010 年感恩节前夕，《华尔街日报》发表科学家对感恩研究的成果发现：感恩的人更健康；感恩的人更幸福；感恩的人朋友更多；感恩的人更少抑郁……"①

我们的人生旅途，是由过去、现在和未来三部分串联而成的链条，环环相扣。人过去的经历会影响现在，乃至将来的感受和行为。时刻不忘他人的善意，怀着感激之情回想过去的人，也会幸福快乐地活在当下，还能充满希望地面对未来。所以，领导要心怀感恩，多想想能成为今天的样子，是多少人付出的结果，包括竞争对手。怀着感恩之心投入工作，才会珍惜自己的岗位，不滥用手中的权力，多一些责任担当，多一些激情和动力。

2. 建立良好的人际关系

"他人很重要"是克里斯托弗·彼德森对什么是积极心理

---

① 赵昱鲲：《消极时代的积极人生》，浙江人民出版社 2012 年版，第102 页。

学最简明的概括，也是对"怎样才能幸福"的最好回答。因此，积极心理学也被称为幸福科学。

在某种意义上，幸福就是需要得到满足。而人的需要，不仅有物质，还有精神；不仅需要感官的舒适，还有对美的追求；不仅需要良好的生存环境，还需要生活有意义、有价值；不仅需要健康，还需要幸福……这一切需要的满足，都离不开与他人建立良好的关系。

人际关系的好坏、社会资源的多少，是影响幸福与否的重要外在因素。夫妻关系不和、与同事冲突不断的人会心情沮丧，身心疲惫，智力和身体的能量都会被耗竭，也就没有幸福可言。"没有人能孤立地实现他的全部潜能，每个欣欣向荣的人都与其他人有温暖和可信赖的关系。"①

领导需要投资社会资本。良好的人际关系，能为领导增强情绪和情感资本，有效应对压力和挫折；激发智力和身体潜能，提升竞争力；获得更多的社会支持，敢于追求更大的目标。

3. 满足他人的需要

作为人，有两个问题要弄明白：一是我活着的目的是什么？二是我应该怎样活着？第一个问题是人从哪里来，要到哪里去的问题。哲学和宗教都给出了不少答案。但第二个问题必须由我们自己来回答。生活中，有些人活得生机勃勃，有目标、有动力，而有些人却活得郁郁寡欢、空虚、无趣。人生怎样才能充满活力？弗洛伊德曾说，生命中最重要的事情是

---

① ［美］芭芭拉·弗雷德里克森著，王珺译：《积极情绪的力量》，中国人民大学出版社2010年版，第188页。

"爱"和"工作"。托尔斯泰（Lev Nikolaevich Tolstoy）也说过：只要一个人知道如何工作，如何爱人，就可以拥有精彩人生。

人们常说，有为才有位。努力工作，满足他人需要，为社会服务，是一个人的价值所在，也是取得成功的重要条件。所以，有多少人需要你，应该是衡量领导价值大小、影响力高低的重要量化指标。

通过自己的努力为社会服务，为百姓的幸福安康做出贡献，造福一方，这是领导干部获取价值感与成就感的主要途径，也是人生充实幸福的源泉。

通用面粉公司前董事长哈里·布利斯（Harry Bullis）说，谁尽力帮助其他人活得更愉快、更潇洒，谁就达到了推销的最高境界。让一个地方发展得更好，环境更优美，人民生活得更幸福、更快乐，也应该是做领导的精彩人生和最高境界。

微信扫码

★提升领导干部
素质★加强党员
干部修养
另配文章资讯、
智能阅读向导

参考文献

1. ［美］弗雷德·路桑斯著，李超平译：《心理资本》，中国轻工业出版社 2008 年版。

2. 胡月星：《胜任领导》，国家行政学院出版社 2012 年版。

3. 胡月星：《快乐领导》，国家行政学院出版社 2016 年版。

4. 胡月星：《公务员胜任特征实证研究》，国家行政学院出版社 2015 年版。

5. 胡月星：《现代领导心理》，山西经济出版社 2005 年版。

6. ［美］肖恩·埃科尔著，师冬平译：《快乐竞争力》，中国人民大学出版社 2012 年版。

7. ［美］乔纳森·海特著，李静瑶译：《象与骑象人》，浙江人民出版社 2012 年版。

8. ［美］芭芭拉·弗雷德里克森著，王珺译：《积极情绪的力量》，中国人民大学出版社 2010 年版。

9. 习近平：《决胜全面建成小康社会 夺取新时代中国特色社会主义伟大胜利——在中国共产党第十九次全国代表大会上的报告》，人民出版社 2017 年版。

10.《习近平谈治国理政》，外文出版社 2014 年版。

11. 中央党校采访实录编辑室：《习近平的七年知青岁月》，中共中央党校出版社 2017 年版。

12. 中共中央宣传部：《习近平总书记系列重要讲话读本》，学习出版社、人民出版社 2014 年版。

13. 刘峰：《领导哲学》，国家行政学院出版社 2015 年版。

14. 楼宇烈：《中国文化的根本精神》，中华书局 2017 年版。

15. ［美］欧文·D. 亚隆著，黄峥等译：《存在主义心理治疗》，商务印书馆出版 2015 年版。

16. 姜越：《抗挫力：快步走出人生泥淖》，中央编译出版社 2014 年版。

17. ［美］泰勒·本－沙哈尔著，汪冰、刘骏杰译：《幸福的方法》，中信出版社 2013 年版。

18. 赵昱鲲：《消极时代的积极人》，浙江人民出版社 2012 年版。

19. 郭本禹、姜飞月：《自我效能感理论及其应用》，上海教育出版社 2008 年版。

20. 沈传亮：《向邓小平学习》，人民出版社 2014 年版。

21. ［美］马丁·塞利格曼著，洪兰译：《活出最乐观的自己》，万卷出版公司 2010 年版。

22. ［美］马丁·塞利格曼著，任俊译：《认识自己接纳自己》，万卷出版公司 2010 年版。

23. ［美］卡伦·霍妮著，冯川译：《我们时代的神经症人格》，贵州人民出版社 1988 年版。

24. ［美］埃伦·兰格著，王佳艺译：《专念》，浙江人民出版社 2012 年版。

25. ［美］丹尼尔·戈特曼著，杨春晓译：《情商》，中信出版社 2010 年版。

26. 李名国：《心理资本创造绩效》，中华工商联合出版社 2014 年版。

27. 黄亨煜：《第五层次的开发》，北京师范大学出版社 2012 年版。

28. ［英］道格·斯特里查吉克等著，周义斌等译：《心理韧性》，北京理工大学出版社 2017 年版。

29. 黄晓林：《北大心理课》，北京联合出版公司 2015 年版。

30. 朱仲敏：《青少年心理资本：可持续开发的心理资源》，学林出版社 2016 年版。

31. ［英］安妮·鲁尼著，谢丽丽、徐慧芳、谢毓焕译：《极简心理学史》，中国人民大学出版社 2018 年版。

32. ［澳］朗达·拜恩著，谢明宪译：《秘密》，中国城市出版社 2008 年版。

33. ［美］阿尔伯特·哈伯德著，赵立光译：《致加西亚的信》，哈尔滨出版社 2005 年版。

34. 邱庆剑等：《转折：100 位名人改变命运的故事》，中国经济出版社 2005 年版。

35. 赵支献：《毛泽东建党学说论》（下），人民出版社 2003 年版。

36. 励维志：《毛泽东对中国社会主义建设道路的探索》，天津社会科学出版社 1993 年版。

37. 中共中央文献研究室：《毛泽东著作专题摘编》，中央文献出版社 2003 年版。

38. 翟文明：《小故事大道理》，中国华侨出版社 2011 年版。

39. 孟继群：《邓小平领导理论研究》，人民出版社 2008 年版。

40. 龙平平：《邓小平研究综述》（上册），中央文献出版社 2003 年版。

41. 中共中央文献研究室：《回忆邓小平》（下），中央文献出版社 1998 年版。

42. 中共中央文献研究室：《三中全会以来重要文献选编》（上），人民出版社 1982 年版。

43.《邓小平文选》（第 2 卷），人民出版社 2010 年版。

44. 新玉言：《艺术领导力》，国家行政学院出版社 2013 年版。

45. 中共中央党校教务部：《〈邓小平文选〉（第二卷）辅导教材》，人民出版社 1994 年版。

46. 中共中央组织部：《优秀领导干部先进事迹选编》，中国方正出版社 2015 年版。

47. ［美］哈罗德·孔茨、西里尔·奥唐奈著，中国人民大学译：《管理学》，贵州人民出版社 1982 年版。

48. 李达：《矛盾论解说》，三联书店 1953 年版。

49. 王惠、刘睿：《当代中国：社区发展与现代性追求》，人民出版社 2011 年版。

50. 舒绍福：《文化领导力》，国家行政学院出版社 2015 年版。

51. 贾丹凡：《北大哲学课》，中国华侨出版社 2013 年版。

52. 余玮、吴志菲：《红舞台下的凡人邓小平》，人民出版社 2004 年版。

53. 丁向阳：《成功学读本》，中国人事出版社 2007 年版。

54. 徐培基：《领导干部心理问题实例解析》，中共中央党校出版社 2011 年版。

55. ［美］马丁·塞利格曼著，赵昱鲲译：《持续的幸福》，浙江人民出版社 2012 年版。

56. 冷溶、汪作玲：《邓小平年谱 1957—1997》（下卷），中央文献出版社 2004 年版。

57. ［美］维克多·弗兰克尔著，吕娜译：《活出生命的意义》，华夏出版社 2010 年版。

58. 《邓小平百周年纪念：全国邓小平生平与思想研讨会论文集》（下），中央文献出版社 2005 年版。

59. 尹力、韩洪洪：《邓小平谈人生》，中国青年出版社 1998 年版。

60. 赵伟编：《马云：我的管理心得》，企业管理出版社 2014 年版。

61. 安应民：《管理心理学新编》，中共中央党校出版社 2008 年版。

62. 曹宇红、张镝：《领导者的自我超越》，中国中信出版集团、电子工业出版社 2017 年版。

63. 张艳、王妍：《幸福心理学》，重庆大学出版社 2016 年版。

64.［爱尔兰］Alan Carr 著，丁丹等译：《积极心理学》，中国轻工业出版社 2016 年版。

65.杨壮：《做一个有影响力的人——北大领导力十堂课》，机械工业出版社 2008 年版。

66.［英］罗布·戈菲、加雷斯·琼斯著，周新辉译：《你凭什么领导别人》，商务印书馆 2018 年版。

后　记

　　《增强积极心理能量》一书，不仅是笔者不断学习探索的成果，也是笔者多年教学内容的沉淀。笔者多年来一直都在讲授与心理学相关的课程，如领导心理健康与心理调适、领导压力应对、领导情绪管理等。在教学实践中，笔者一直在思考怎样才能通过课堂教学给领导鼓劲加油，增强他们工作的动力、生活的热情，而不仅仅只是聚焦于如何保持心理健康、减少心理压力；换言之，不仅关注如何减少领导心理的负能量，同时更要考虑如何增加其心理的正能量。因此，笔者对积极心理学的理论与方法产生了浓厚的兴趣并进行了较为深入的探索与研究，在此基础之上，笔者将积极心理学理论与领导心理相结合，开设了几门新课程，如"改善心智模式，提升快乐竞争力""积极沟通与建设高效团队""健康职业心态培育"等。在具体的教学过程中，笔者竭力结合各级领导的所思所想，同时紧跟学科发展新方向，用最新的心理学理论解惑领导的心理问题，几门课程普遍受到欢迎，取得了良好的教学效果。趁这次撰写书稿的大好时机，笔者将多年的教学内容融入书稿，呈现给读者，与更多的人分享。对此，笔者既感到自豪，又有些忐忑。

　　本书之成稿，凝结着很多人的心血和汗水。首先要感谢恩师胡月星教授的信任和提携，让我有机会加入《新时代干部心理能力建设书系》的写作团队，成为《增强积极心理能量》分册的撰稿人。本书的整个写作过程都得到了胡月星教授的耐心指点，如题名审定、章节排列、目录要求等，他还不时给予肯定和鼓励，为我能最终完成写作任务给予精神支持；感谢中共丽江市委党校各位领导的大力支持，是他们的鼓励和期待，让我不得不加倍努力；感谢中共新疆维吾尔自治区委员会党校副教授姚艳红的帮助，她为我的书稿提出了很多建设性的思路；感谢我的挚友贵州大学文学与传媒学院副教授王桢，是她花了大量时间和精力，对初稿进行了逐字逐句的校对，纠正了许多错字、别字和标点符号，修改了不妥当的表述和语法错误，还提出了很多中肯的建议；感谢好友贵州师范大学图书馆研究馆员蒲红斌和馆员朱俊锋给我提供了大量的文献资料，丰富了书稿内容；感谢本丛书写作团队的袁书杰、李朝波及所有成员，本书能顺利写作完成，离不开他们的信息分享、情感联络和精神鼓励；感谢每一位学员，是他们课堂上专注的态度和信任的眼神，鞭策着我奋力向上；更要感谢我的家人，是他们在整个写作过程中的鼎力支持，才让我能顺利完稿。

　　作者才疏学浅，难免疏漏乃至谬误，敬请读者批评指正。

柳传珍

2020 年 12 月于丽江

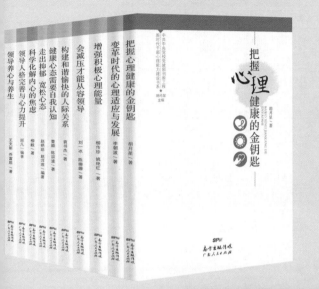